Thibault Wautier

Lancement d'un nouveau médicament

Thibault Wautier

Lancement d'un nouveau médicament

Analyse des facteurs influençant son prix et son délai de commercialisation

Presses Académiques Francophones

Impressum / Mentions légales

Bibliografische Information der Deutschen Nationalbibliothek: Die Deutsche Nationalbibliothek verzeichnet diese Publikation in der Deutschen Nationalbibliografie; detaillierte bibliografische Daten sind im Internet über http://dnb.d-nb.de abrufbar.
Alle in diesem Buch genannten Marken und Produktnamen unterliegen warenzeichen-, marken- oder patentrechtlichem Schutz bzw. sind Warenzeichen oder eingetragene Warenzeichen der jeweiligen Inhaber. Die Wiedergabe von Marken, Produktnamen, Gebrauchsnamen, Handelsnamen, Warenbezeichnungen u.s.w. in diesem Werk berechtigt auch ohne besondere Kennzeichnung nicht zu der Annahme, dass solche Namen im Sinne der Warenzeichen- und Markenschutzgesetzgebung als frei zu betrachten wären und daher von jedermann benutzt werden dürften.

Information bibliographique publiée par la Deutsche Nationalbibliothek: La Deutsche Nationalbibliothek inscrit cette publication à la Deutsche Nationalbibliografie; des données bibliographiques détaillées sont disponibles sur internet à l'adresse http://dnb.d-nb.de.
Toutes marques et noms de produits mentionnés dans ce livre demeurent sous la protection des marques, des marques déposées et des brevets, et sont des marques ou des marques déposées de leurs détenteurs respectifs. L'utilisation des marques, noms de produits, noms communs, noms commerciaux, descriptions de produits, etc, même sans qu'ils soient mentionnés de façon particulière dans ce livre ne signifie en aucune façon que ces noms peuvent être utilisés sans restriction à l'égard de la législation pour la protection des marques et des marques déposées et pourraient donc être utilisés par quiconque.

Coverbild / Photo de couverture: www.ingimage.com

Verlag / Editeur:
Presses Académiques Francophones
ist ein Imprint der / est une marque déposée de
OmniScriptum GmbH & Co. KG
Heinrich-Böcking-Str. 6-8, 66121 Saarbrücken, Deutschland / Allemagne
Email: info@presses-academiques.com

Herstellung: siehe letzte Seite /
Impression: voir la dernière page
ISBN: 978-3-8381-4828-1

Zugl. / Agréé par: Paris, Université de Châtenay-Malabry, Diss., 2014

REMERCIEMENTS

A Madame le Professeur Hélène van den Brick,

A Madame le Docteur Isabelle Borget,

A Monsieur le Docteur Pierre Morgon,

    Pour vos précieux conseils, votre bienveillance,

    Que vous soyez assurés de ma vive reconnaissance,

A mes parents,

A ma mère,

    Pour m'avoir donné des clés de lecture du monde extérieur et d'écoute du monde intérieur,

    Pour son Dévouement,

A mon père,

    Pour m'avoir initié à l'entrepreneuriat et montré l'Exemple professionnel

    Pour son soutien durant mes études,

A Pauline, Isabelle et Jean-Yves,

    Pour leur accueil les trois premières années de Pharmacie,

A Kévin,

    Pour son initiation au codage informatique,

A tous les autres,

    Pour leur aide au quotidien.

Merci à tous pour votre confiance.

        Recevez cet ouvrage en remerciement et témoignage de ma profonde gratitude

SOMMAIRE

3

LISTE DES ANNEXES

LISTE DES FIGURES

LISTE DES TABLEAUX

LISTE DES EQUATIONS

INTRODUCTION

Dans le contexte économique actuel, entre coûts de recherche exorbitants et règlementation pesante, le lancement de nouveaux médicaments devient un enjeu crucial pour les laboratoires pharmaceutiques. Cela contraste avec la rareté des travaux de recherche entrepris sur le lancement de nouveaux produits à l'international.

L'objectif de cette thèse est la mise en lumière de l'interrelation entre deux paramètres clés lors du lancement d'un nouveau médicament : son prix de lancement et son délai de commercialisation, défini comme le délai en mois entre le premier lancement mondial et le lancement dans un pays spécifique. Ces deux paramètres joueront un rôle majeur dans la réalisation des profits futurs des laboratoires.

Nous analyserons dans un second temps quelles variables clés agissent de manière significative sur ces deux paramètres, afin de mesurer leur impact.

Note : Certains paramètres seront volontairement exclus du modèle par mesure de simplification : les différences entre EMA et FDA dans l'impact des réglementations sur le développement clinique ou encore l'impact de la situation des brevet en fonction des territoires.

PARTIE 1 : ETAT DES LIEUX DES DEPENSES DE SANTE ET GRANDES TENDANCES DE L'INDUSTRIE PHARMACEUTIQUE

1.1. CONTEXTE ECONOMIQUE MONDIAL, EUROPEEN ET FRANCAIS

1.1.1. LES DEPENSES DE SANTE SONT EN CONTINUELLE AUGMENTATION EN FRANCE ET DANS LE MONDE

En France, le niveau des dépenses publiques de santé est l'un des plus élevés au monde : avec une dépense de santé correspondant à 11,6% du PIB, la France se situe au 3e rang des pays de l'OCDE, derrière les Etats-Unis (17,7%) et les Pays-Bas (11,9%), la moyenne étant de 9,3%. La dépense de santé s'échelonne de 6% en Estonie à plus de 11% en Suisse, au Danemark, au Canada, en Allemagne, en France, aux Pays-Bas et aux Etats-Unis – avec un rapport de 1 à 3 entre l'Estonie et les Etats-Unis. Le graphe ci-dessous représente les dépenses de santé exprimées en pourcentage du PIB des différents pays de l'OCDE pour l'année 2011.

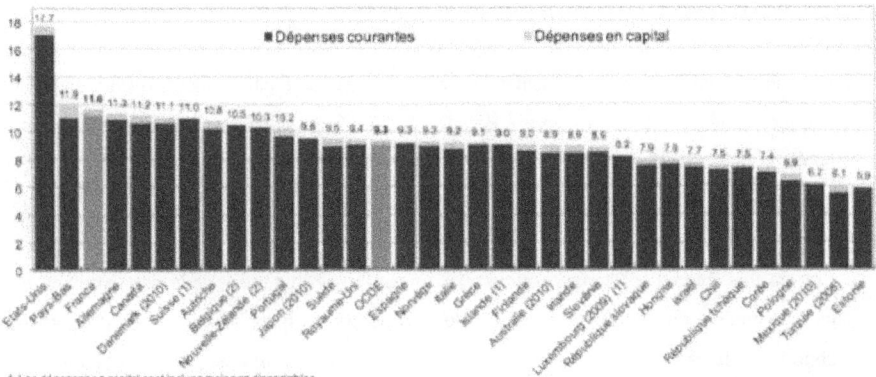

Source : OCDE, 2012

Figure 1 - Dépenses de santé en pourcentage du PIB, pays de l'OCDE, 2011

Il est à noter que les dépenses de santé augmentent à un rythme supérieur à celui de la croissance économique : en 2011, les pays européens ont affecté, en moyenne, 9,3% de leur PIB aux dépenses de santé ; ce chiffre était de 8.3% en 2008 et 7.3% en 1998.

Représenter la dépense de santé en pourcentage du PIB favorise les pays peuplés et riches comme les Etats-Unis ou le Canada. Il convient donc d'exprimer la dépense de santé non seulement en pourcentage du PIB mais aussi par habitant.

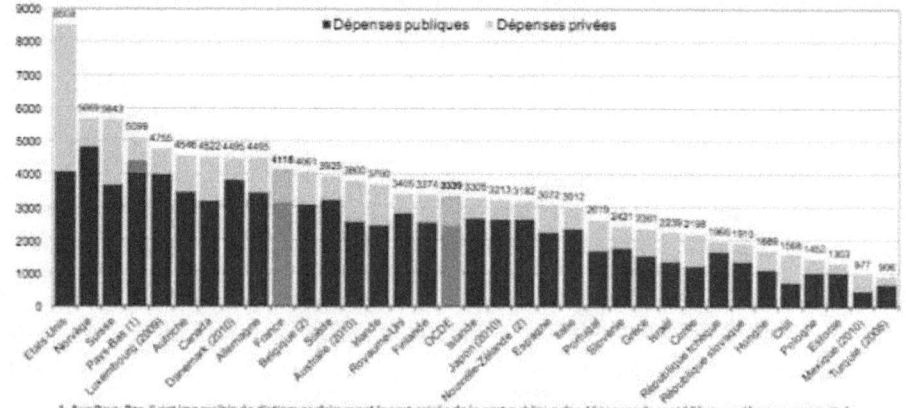

Source : OCDE, 2012

Figure 2 - Dépenses de santé par habitant, dépenses publiques et privées, pays de l'OCDE

Dans le tableau ci-dessus représentant les dépenses de santé par habitant, les disparités sont plus marquées que dans le tableau précédent : entre les dépenses de santé d'un habitant turc et d'un habitant américain, le rapport est de 1 à 8. En 2011, la France a dépensé 4118 euros par habitant alors que la moyenne des pays de l'OCDE était de 3339 euros.

Ces chiffres sont en constante évolution, à l'image du vieillissement de la population en Europe et dans le monde, qui devrait compter 1/3 de plus de 60 ans dans les années 2040 et provoquer un choc de la demande en matière de santé. Ces chiffres sont confirmés par l'INSEE qui annonce en tout état de cause, une forte progression des personnes de plus de 60 ans jusqu'en 2035 ; après 2035, le rythme de croissance de la part des plus de 60 ans sera plus sensible aux différentes hypothèses sur les évolutions démographiques.

% > 60 ans	1995	2015	2035
Amérique du Nord	16,5	21,5	28,2
Japon	20	31	35
Allemagne	20,6	27,8	36,8
France	19,5	24,8	30,7
Italie	22	28,7	38,5

Source : Banque Mondiale, 2011

Tableau 1 - Le vieillissement des populations

On sait que ce sont les dernières années de vie qui sont les plus coûteuses pour la collectivité, en raison de la dépendance, du nombre et de la sévérité des maladies qui s'accroissent avec l'âge. Le tableau suivant est le récapitulatif prévisionnel des dépenses de santé et de retraites à l'horizon 2050. Sans une croissance économique durable de plus de 5% – seulement connue pendant les Trente Glorieuses, le financement de ces contraintes va s'avérer compliqué.

En % PIB	Santé		Retraites		Total	
	2000	2050	2000	2050	2000	2050
Allemagne	10,5	13,5	12	17	22,5	30,5
France	9,5	13	12	17	21,5	30
Italie	7,5	10	15,5	18	23	28
Espagne	7,5	10,5	8,5	14	16	24,5
Grands pays d'Europe	9,5	12,5	12,5	14,5	22	27

Source : DREES/OFCE, projection à politique inchangée, 2010

Tableau 2 - Dépenses prévisibles de santé et retraites

Avant d'étudier plus en détail l'évolution des dépenses de santé en France, nous allons brièvement nous intéresser à la consommation mondiale de médicaments. Ce tableau est à rapprocher du graphique représentant les dépenses de santé dans les pays de l'OCDE, qui établit une corrélation entre la dépense de santé d'un pays, son niveau de développement et les règlementations édictées par les autorités de santé. Ces données sont conformes au principe de Pareto ou loi des 80-20, selon lequel environ 20% de la population mondiale représente 80% de la dépense de santé.

Note : Des limites existent dans la comparabilité des pays sur leurs dépenses de santé : la valorisation recouvre des mix produits et services très différents, en raison des priorités de santé, des besoins médicaux individuels et de la valorisation du bénéfice médical, social et économique. La problématique des pays émergents est double suivant que l'on se trouve en zones rurales, encore très touchées par les maladies infectieuses, ou en ville, où les maladies chroniques sont très présentes à l'instar des pays « développés. »

9

	Dépense (%)	Population (%)
Amérique du Nord	49	5,1
Europe de l'Ouest	25	6,3
Japon	11	2,1
Total	85	13,5
Amérique latine	4	8,5
Europe de l'Est	3	3,5
Chine et Inde	4	37,5
Autres	4	37
Total	15	86,5

Source : IMS, WORLD Review, 2006

Tableau 3 - Consommation mondiale de médicaments

1.1.2. EVOLUTION DES DEPENSES DE SANTE EN FRANCE

Les dépenses de santé ont évolué de manière significative en France pendant les dernières décennies.

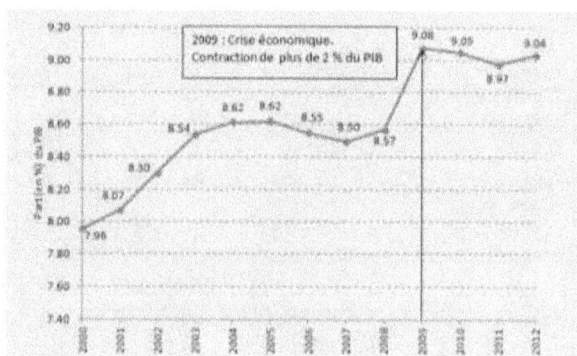

Figure 3 - Evolution de la part des dépenses de santé et biens médicaux dans le PIB (base 2005)

La part du revenu que la France consacre aux dépenses de soins et biens médicaux est de 9,04% ; elle était de 2,5% en 1950. L'IRDES précise que la forte augmentation mise en évidence par le graphique ci-dessus est à relativiser « dans la mesure où au dénominateur se trouve le PIB qui a présenté, en 2009, sa plus grande baisse depuis l'après-guerre. » La dépense courante de santé s'élevait à 223,1 milliards d'euros en 2009, soit une augmentation de 4% par rapport à 2008.

Malgré la tendance générale, la croissance de la consommation des médicaments en valeur se stabilise, voire diminue légèrement. Cette consommation médicamenteuse, qui représente 35,4 milliards d'euros, équivaut à 20.1% de la Consommation de Soins et Biens Médicaux (CSBM), dont l'augmentation en valeur a été de 2.5% en 2009, contre 2.7% en 2008, et 3.8% en 2007. En septembre 2013, la DREES, dans son rapport annuel des comptes nationaux de la santé, constatait, pour la première fois, une diminution de la consommation de médicaments en valeur (-0,9%) (Comptes nationaux de la santé 2012, DREES).

Selon la DREES, ce ralentissement est dû à une nouvelle baisse des prix, particulièrement des génériques, ainsi qu'à une stabilisation de la croissance des volumes imputables à la fois à une diminution des prescriptions et à un changement des comportements individuels (du fait des campagnes de prévention). La France détient le record d'Europe avec une consommation 22% supérieure à celle de ses voisins européens.

1.1.3. RAPPORTS GOUVERNEMENTAUX ET REDUCTION DE LA DEPENSE PHARMACEUTIQUE

Le rapport d'analyse 2012 relatif à la vente de médicaments en France émanant de l'ANSM recoupe les données de la DREES (Analyse des ventes de médicaments en France en 2011, ANSM). L'ANSM met en évidence « une contraction du marché pharmaceutique en valeur (-1,5%) suivant un ralentissement progressif au cours de ces dernières années. » A l'instar de la DREES, L'ANSM souligne que « ce recul s'explique principalement par les baisses de prix appliquées en 2012 et par le développement du marché des génériques » : en 2012, un médicament acheté sur quatre était un médicament générique, contre un sur cinq l'année précédente.

Alors que l'ANSM évoque « un arrêt de la croissance en valeur du marché pharmaceutique national, qui représente 27,2 milliards d'euros (soit 21,1 milliards d'euros de ventes destinées aux pharmacies et 6,1 milliards d'euros de ventes aux hôpitaux) », le LEEM préfère utiliser l'expression de « recul historique. »

Malgré la stagnation puis le recul en 2012 du marché pharmaceutique français, la dépense pharmaceutique totale a augmenté de 12,3% entre 2005 et 2010, passant de 30,7 à 34,4 milliards d'euros avec une progression forte des produits de spécialité, notamment en Oncologie. Confrontées à une telle situation, les autorités de santé ont cherché à contenir des dépenses, toujours grandissantes. Des mesures visant à limiter l'usage des médicaments ou à en réduire le coût pour la collectivité ont ainsi été adoptées. L'IRDES (Pichetti et al. (2011)) justifie : « l'augmentation de la participation financière des patients – déremboursement ou baisse des taux de remboursement pour les médicaments dont l'efficacité thérapeutique est insuffisante ou faible – est l'une des méthodes communément utilisées. »

Nous allons à présent passer en revue les différentes vagues de déremboursement avant que ne s'impose le constat au terme duquel il apparait que les économies réalisées n'ont pas été à la hauteur de l'effort consenti.

Entre 1999 et 2001, à la demande des ministres chargés de la santé et de la sécurité sociale, la Commission de Transparence a réévalué 4490 spécialités remboursables. La volonté des pouvoirs publics était le déremboursement de médicaments dotés d'un service médical rendu (SMR) insuffisant et la baisse du taux de remboursement des spécialités à SMR faible, en application de l'Article R322-1 du Code de la Sécurité Sociale : « la participation de l'assuré est fixée à 85% pour les médicaments dont le SMR, tel que défini à l'article R.163-3 a été classé comme faible dans toutes les indications thérapeutiques, en application du 6° de l'article R.163-18. » Sur les 4490 spécialités réévaluées, 835 se sont vues attribuer un SMR insuffisant et retirer à terme toute possibilité de remboursement par les régimes de base de l'Assurance Maladie.

Ces 835 spécialités ont connu, dans un premier temps, une diminution de leur prix et taux de remboursement, jusqu'à ce que trois vagues d'actualisation de la réévaluation n'entraînent leur déremboursement ou une baisse de leur taux de remboursement. « Sur les 835 spécialités dont le SMR avait été jugé insuffisant, plus de 200 ont fait l'objet d'une radiation pour diverses raisons (absence de commercialisation, demande des entreprises, retrait d'AMM) », précise la HAS.

Pichetti et al. (2011) mettent l'accent sur la baisse de moitié du taux de prescription après déremboursement des médicaments dont le SMR a été jugé insuffisant. Proposés sous de nouvelles présentations et conditionnements, ces médicaments peuvent alors connaitre une seconde jeunesse sur le marché de l'automédication, limitant ainsi les pertes pour les laboratoires. Les laboratoires ne sortent pas perdants du marché de libre fixation des prix, puisque les prix de ces médicaments augmentent de 43% en moyenne les années suivant le déremboursement (source IRDES).

Certains auteurs, dans le cadre de leur étude sur le déremboursement des médicaments, ont relevé certains effets indésirables. Allegra en 2003, dans son article « Chronic venous insufficiency : the effects of healthcare reforms on the cost of treatment and hospitalisation, an Italian perspective », montre que le déremboursement des veinotoniques conduit à une augmentation des hospitalisations pour insuffisance veineuse. Anis et al. et Gibson et al. affinent l'étude d'Allegra en précisant, en 2005, que le déremboursement peut conduire à l'utilisation accrue d'autres services médicaux (hospitalisation, services d'urgence). Plus récemment, Meissner et al., (2006) et Gür et Topaler (2010) mettent en évidence les effets de report de prescriptions sur des médicaments remboursés ou mieux pris en charge, susceptibles d'annuler les économies engendrées par le déremboursement. C'est ce que suggère la Cour des Comptes en 2011 : « à la suite d'une mesure de déremboursement d'une classe thérapeutique, les effets de reports de prescriptions sur des produits ou d'autres classes remboursables sont susceptibles d'atténuer voire d'annuler les effets de la mesure. »

En conclusion, malgré la volonté affichée de l'Etat de contenir les dépenses de santé (avec la réforme de l'organisation de la Sécurité Sociale en 1996 ou les vagues de déremboursement), les dépenses d'assurance maladie progressent non seulement à un rythme supérieur à celui du PIB, mais aussi à celui des recettes de l'Assurance Maladie (cotisations sociales et impôts), ce qui provoque des déficits récurrents.

Plan Barre 1976	Déremboursement des médicaments
Plan Veil 1977-1978	Hausse des cotisations Déremboursement des médicaments
Plan Bérégovoy 1982-1983	Forfait et budget global hospitalier Déremboursement des médicaments Prélèvements exceptionnels
Plan Séguin 1986-1987	Déremboursements + forfait journalier Création CSG
Plan Bianco 1991	+ cotisations salariales + forfait hospitalier Déremboursements ; maîtrise médicalisée (RMO) Accords de régulation « prix-volume
Plan Veil 1993	Ticket modérateur + 5% Forfait hospitalier + CSG
Plan Juppé 1995-1996	Hausse CSG ; création CRDS ; ONDAM LFSS ; vote Parlement, régionalisation +forfait hospitalier ; RMO
1999-2000	CSG ; CMU ; déremboursements ; Baisse tarifs médicaux ; promotion générque
Plan Douste-Blazy 2004	Filières de soins ; médecin traitant, T2A ; plan investissements
Loi Bachelot 2009	Agences régionales de santé ; Loi HPST, rationalisation

Source : Santé et Economie en Europe, B.M. d'Intignano, 2012

Tableau 4 - 30 ans de plans et de réformes du système de santé français

Nous allons, dans un premier temps, analyser les conséquences de cette politique pour les laboratoires avant d'aborder les stratégies qu'ils peuvent adopter, notamment dans le cadre de nouveaux lancements de médicaments à l'international.

1.2. CONSEQUENCES POUR LES LABORATOIRES DE LA MAITRISE DES DEPENSES DE SANTE

Depuis quelques années, l'industrie pharmaceutique subit une diminution régulière du nombre total de lancement de nouvelles molécules, tout particulièrement de molécules dites chimiques, alors que nous assistons parallèlement à l'essor de molécules issues de la biotechnologie.

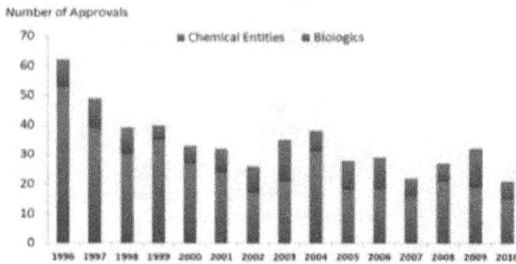

Source : FDA, 2011

Figure 4 - Evolution du nombre d'AMM (marché américain)

A l'heure des déficits et des politiques d'austérité, du malaise des professionnels de la santé et de l'inquiétude des européens pour leur système de santé, l'industrie pharmaceutique traverse les heures les plus difficiles de son histoire. Lorsque l'on se remémore son histoire, cette « crise », indépendamment du contexte économique, est relativement logique :

– entre les années 1945 et 1985, période dite les « 40 glorieuses », 80% des grandes familles de médicaments ont été découvertes et ont révolutionné la pratique de la médecine. Ces découvertes ont été rationnelles : extraction des hormones des tissus animaux, le fruit du hasard : anticoagulants et sulfamides, ou le résultat du screening des végétaux, champignons ou animaux exotiques.

–   la période 1985 - 2005, correspond aux « années grises » qui résultent du manque d'investissement des laboratoires en R&D ainsi que des critères de plus en plus coûteux mis en

14

place par les autorités de santé. Cela s'est traduit par la diminution régulière du nombre de découvertes de nouvelles molécules : si 80 molécules étaient découvertes chaque année de la décennie 1990, 3 l'ont été en 2010. Parallèlement, plusieurs scandales sont venus entâcher l'image de l'industrie pharmaceutique avec le Vioxx®, l'Isoméride® ou plus récemment le Médiator®, qui ont poussé les pouvoirs publics à réformer le système de santé.

– Depuis 2005, nous sommes dans l'attente de la renaissance de l'industrie pharmaceutique. En effet, l'investissement dans la Recherche et le Développement est la clé de voute de l'innovation future et de la biotechnologie, car les médicaments de demain seront cellulaires, moléculaires et génomiques.

1.2.1. CHANGEMENT DE BUSINESS MODEL

Si l'industrie pharmaceutique souhaite continuer à rester rentable, une réorganisation s'avère indispensable. Au-delà de la diversification de son portfolio, il s'agit pour l'industrie pharmaceutique, de repenser l'organisation de la R&D.

<u>Note</u> : Il est important de noter que la productivité de la R&D n'est pas uniquement une question d'investissement : les laboratoires dépensent 15 à 18% de leur CA en R&D. Les industries de santé sont celles qui dépensent le plus de tous les secteurs industriels pour leur R&D (source IFPMA). D'une part, nous avons la question de la recherche fondamentale, et de la capacité des laboratoires à traduire leurs connaissances en recherche appliquée ; ce fossé entre recherche fondamentale et appliquée ne cesse de s'accroitre. D'autre part, les règles de développement clinique évoluent, et avec elles le coût total de la R&D : coût par dossier patient, tests, honoraires des investigateurs, évaluations dans la durée des pathologies chroniques etc.

La diversification est d'autant plus nécessaire que depuis le milieu des années 2000, certains laboratoires pharmaceutiques perdent le brevet de leur blockbuster comme l'illustre le tableau ci-dessous. Cela a de graves conséquences économiques pour les laboratoires en générant une perte sèche de 125 milliards d'euros d'ici 2015. Ainsi, Pfizer, premier laboratoire mondial en 2010 affichait une perte de 10,7 milliards de dollars la même année, suite à la perte du brevet de son médicament vedette : le Lipitor®.

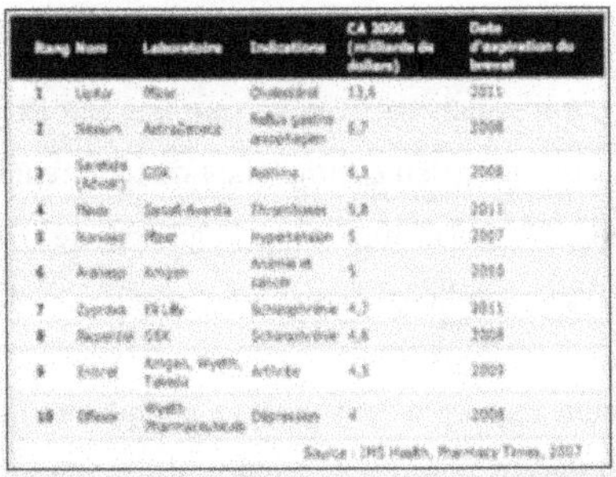

Rang	Nom	Laboratoire	Indications	CA 2006 (milliards de dollars)	Date d'expiration du brevet
1	Lipitor	Pfizer	Cholestérol	13,6	2011
2	Nexium	AstraZeneca	Reflux gastro œsophagien	6,7	2008
3	Seretide (Advair)	GSK	Asthme	6,3	2008
4	Plavix	Sanofi-Aventis	Thromboses	5,8	2011
5	Norvasc	Pfizer	Hypertension	5	2007
6	Aranesp	Amgen	Anémie et cancer	5	2016
7	Zyprexa	Eli Lilly	Schizophrénie	4,7	2011
8	Risperdal	GSK	Schizophrénie	4,6	2008
9	Enbrel	Amgen, Wyeth, Takeda	Arthrite	4,5	2003
10	Effexor	Wyeth Pharmaceuticals	Dépression	4	2008

Source : IMS Health, Pharmacy Times, 2007

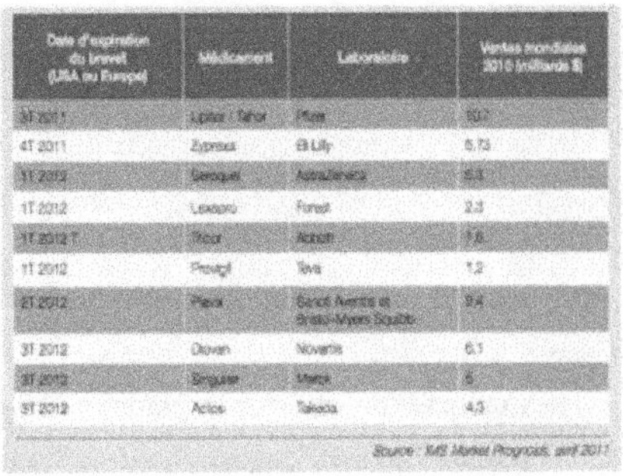

Date d'expiration du brevet (USA ou Europe)	Médicament	Laboratoire	Ventes mondiales 2010 (milliards $)
3T 2011	Lipitor / Tahor	Pfizer	10,7
4T 2011	Zyprexa	Eli Lilly	5,73
1T 2012	Seroquel	AstraZeneca	5,3
1T 2012	Lexapro	Forest	2,3
1T 2012 T	Tricor	Abbott	1,6
1T 2012	Provigil	Teva	1,2
2T 2012	Plavix	Sanofi Aventis et Bristol-Myers Squibb	9,4
3T 2012	Diovan	Novartis	6,1
3T 2012	Singulair	Merck	5
3T 2012	Actos	Takeda	4,3

Source : IMS Market Prognosis, avril 2011

Figure 5 et 6 - Les médicaments qui ont perdu leur brevet entre 2008 et 2011 (Figure 5) et entre 2011 et 2012 (Figure 6)

L'ère des blockbusters chimiques vient de s'achever et avec elle un business model qui a fait les belles heures des « Big Pharma » ; ainsi, entre le troisième trimestre 2011 et le premier trimestre 2013, huit des médicaments parmi les plus vendus au monde ont vu leur brevet tomber dans le domaine public aux Etats-Unis et en Europe. Les conséquences immédiates de ces pertes de brevets sont les coupes sombres réalisées dans les rangs des effectifs de l'industrie pharmaceutique : 12 à 13000 emplois ont ainsi été supprimés chez Merck, quelques 50000 chez Pfizer, 6000 dans les rangs de Lilly ou encore 9000 du côté de Bristol-Myers Squibb. Un rapport de l'Institute for Policy Studies avance la suppression de 119000 postes dans le domaine pharmaceutique depuis 2008, mouvement qui devrait se poursuivre. (America Loses : corporations that take "tax holidays" slash jobs, 2011)

Portés par la science et la technologie, nous observons aujourd'hui l'émergence d'un nouveau type de blockbusters : les blockbusters biologiques, avec comme fer de lance Humira®, Enbrel® ou encore Herceptin® et Avastin®. Leur spécifité est de nécessiter moins de ressources commerciales, les acheteurs étant plus concentrés.

1.2.1.1. RELAIS DE CROISSANCE EXTERNE

Il apparaît désormais que les « Big Pharma » cherchent principalement à acheter des « plateformes de croissance » plus que des blockbusters en voie de générication. C'est ce que nous allons étudier à présent en observant la stratégie développée par les grands groupes qui multiplient les acquisitions. On constate que les « Big Pharma » (Sanofi, Roche, Pfizer...) cherchent à se positionner sur 4 grands marchés : l'OTC, le générique, la biotechnologie et les vaccins, dans leur pays d'origine mais surtout à l'étranger et en particulier dans les pays émergents. Ces 4 marchés que nous allons brièvement analyser, offrent des relais de croissance non négligeables pour les laboratoires, pour la plus grande satisfaction de leurs actionnaires.

Avant d'étudier la stratégie d'acquisition des « Big Pharma » (nous étudierons un des plus bel exemple avec le cas de notre fleuron national, Sanofi, qui depuis l'arrivée de son nouveau PDG Christopher Viehbacher, en 2008, a réalisé plus de 80 acquisitions), il est important de comprendre l'intérêt que leurs offrent ces marchés, c'est-à-dire connaître leur attractivité. L'attractivité d'un marché se définit selon trois paramètres : sa croissance, sa rentabilité et son risque associé.

Lorsque l'on observe le graphique ci-dessous, il apparaît que les marchés des génériques et des biotechnologies sont prometteurs ; en effet, ils ont un taux de croissance environ deux fois plus importants que celui du marché total. Cela explique l'attrait particulier qu'ils représentent pour les

« Big Pharma. » Désormais, les génériques dépassent même, en terme d'unités vendues, les princeps, avec une croissance de leur chiffre d'affaires qui est 4 fois supérieure à celle du marché mondial, note encore l'IMS. Compte tenu d'une rentabilité plus faible en dépit d'une croissance plus rapide que celle des produits de marque, diluant ainsi les ratios financiers à l'échelle d'un groupe, la diversification vers les génériques doit être menée avec prudence en raison de son impact sur la rentabilité consolidée et sur la lisibilité de la carte stratégique pour les actionnaires et investisseurs. On remarque aussi que le marché de l'OTC, bien qu'il suive une croissance plus faible, représente 11% du marché mondial, soit 74 milliards d'euros.

Figure 7 - Evolution du marché pharmaceutique mondial

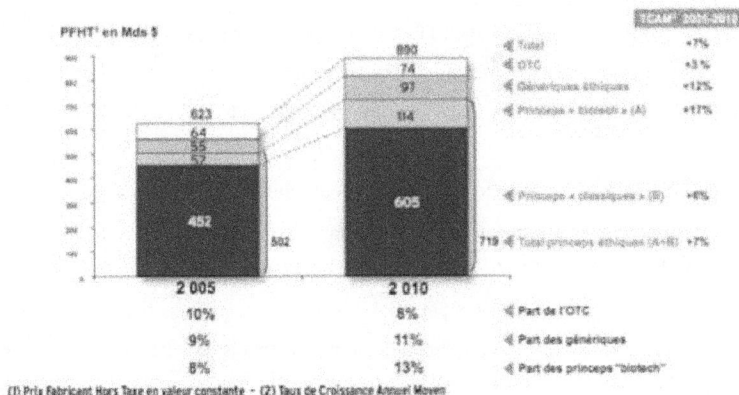

Source : pharmaceutiques.com, 2011

Le marché du vaccin est aussi un marché en forte croissance – de 10% à 15% par an, qui devrait voir ses revenus doubler dans les années futures, en raison des choix des politiques de santé généralisant les pratiques d'immunisation. L'UNICEF joue un rôle important sur le marché mondial des vaccins. Ainsi, en 2010, cette organisation a fourni des vaccins pour une valeur de 757 millions de dollars. Elle prépare des « plans ambitieux de mise à jour, de renforcement et de forte extension de son programme mondial de vaccination », rapporte sa correspondante Chris Niles en janvier 2012.

Figure 8 - Evolution du marché du vaccin

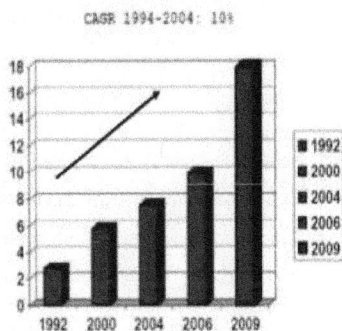

Source : BaxterVaccines Forecasts, 2010

17

1.2.1.2. EXEMPLE DE LA STRATEGIE DEVELOPPEE PAR SANOFI

Analysons maintenant les investissements réalisés par Sanofi dans ses 4 grands axes de croissance développés par les « Big Pharma » afin de contrer les pertes liées à l'expiration du brevet de leurs blockbusters.

–   En ce qui concerne le marché de l'OTC, Sanofi rachète, en 2011, BMP Sunstone pour 426 millions d'euros et obtient ainsi un accès privilégié au marché chinois. BMP Sunstone est un des leaders de la parapharmacie en Chine, avec des marques reconnues de médicaments pour enfants.

Avec l'acquisition, en 2010, de CHATTEM pour 1,3 milliard, Sanofi compte sur un nouveau réseau de distribution aux Etats-Unis qui dispose d'une logistique efficace, ce qui lui permettra de consolider son activité parapharmacie et OTC, en Amérique du Nord.

–   En ce qui concerne le marché des génériques, par le rachat de GENFAR, deuxième fabricant de génériques de Colombie en terme de ventes mais leader en nombre de boîtes avec des revenus de 133 millions en 2011, (l'entreprise est présente commercialement au Venezuela, au Pérou, en Equateur et dans dix autres pays d'Amérique latine), « Sanofi deviendra un leader du marché en Colombie et élargira son portefeuille de médicaments abordables destinés à l'Amérique latine », indique le groupe. Le groupe français souligne que GENFAR est « un choix stratégique d'excellence, parfaitement en ligne avec sa stratégie dans les marchés émergents. » Cette acquisition lui permettra « d'accélérer ses efforts de diversification dans les pays andins. »

–   Les biotechnologies : à l'issue d'une bataille boursière de plusieurs mois, Sanofi a acquis, en 2011, GENZYME pour 20 milliards de dollars. Sanofi et sa filiale ont annoncé que le composé, appelé « tartrate d'éliglustat », avait validé l'ensemble des critères d'évaluation de son efficacité dans le cadre d'une étude de phase III pour le traitement de la maladie de Gaucher.

Sanofi a également racheté TARGEGEN, en 2010, biotech américaine spécialisée dans la recherche de traitements des maladies orphelines pour 458 millions d'euros. Par cette acquisition, Sanofi reprend toutes les molécules en cours de développement.

–   Le marché des vaccins : VAX DESIGN représente 46,5 millions d'euros. Sanofi-Pasteur acquiert, en 2010, cette biotech américaine, qui a mis au point un modèle in vitro du système immunitaire humain, très utile à Sanofi pour ses études précliniques : technologie MIMIC (Modular IMmune In-vitro Construct - Construction immunitaire modulaire in vitro).

Par cette diversification de portfolio, les laboratoires maximisent leurs revenus tout en minimisant leurs risques : en période de turbulences, toutes les valeurs n'évoluent pas de la même façon sur les marchés financiers. La baisse d'un secteur d'activité ou géographique est souvent contrebalancée par la stabilité voire la hausse d'autres secteurs ; car chacun possède sa logique de progression mais peut être influencé par des événements extérieurs. La diversification permet de minimiser l'impact de la baisse d'un secteur particulier sur l'ensemble du portefeuille. Pour une efficacité optimale, l'effort de diversification doit être réalisé à plusieurs niveaux et prendre en compte la zone géographique, la devise de placement et le secteur d'activité, ce que pratique Sanofi et les « Big Pharma. »

Mais cette diversification de portefeuille est soutenue par un élément clé pour les laboratoires pharmaceutiques : le marketing.

1.2.1.3. L'IMPORTANCE DU MARKETING PHARMACEUTIQUE

Selon Kotler, le marketing est un « ensemble de techniques ayant pour but de constater, prévoir, susciter, renouveler et stimuler les besoins des consommateurs. » (Principes de marketing 10e édition, Le Nagard-Assayag, Lardinoit, 2013)
Il s'avère indispensable d'adapter l'appareil productif et commercial aux besoins des consommateurs qui sont influencés dans leur choix par un certain nombre de facteurs : mémoire, attitude, affect et émotions...

Le marketing se décompose en marketing stratégique, puis en marketing opérationnel dont l'action se déroule sur le terrain et enfin en marketing mix, combinaison des différents composants du marketing à fin d'obtention d'un effet optimum sur un marché donné. (Le marketing pharmaceutique, Charles Harboun, édition Eska, 2000)
Le marketing pharmaceutique s'appuie principalement sur la visite médicale comme moyen de communication et d'information auprès des médecins. L'industrie pharmaceutique est une industrie à part, la seule industrie qui s'investit autant auprès de ses clients, eu égard à l'importance de la technicité et de la valeur ajoutée des produits.
La vente des médicaments est elle aussi atypique puisque l'on ne s'adresse pas directement à l'utilisateur final (hors OTC). Il s'agit d'une vente d'influence par l'intermédiaire du médecin prescripteur...
Ainsi, les trois piliers du marketing pharmaceutique sont :

Le marketing stratégique vise à mettre en adéquation l'offre et la demande en renforçant l'unicité de ses principales étapes – segmentation, ciblage et positionnement.

    –   L'analyse des opportunités (environnement, concurrence, analyse interne), conduisant à la SWOT.

    –   Le profiling et la segmentation permet d'identifier plusieurs groupes de consommateurs ayant les mêmes attentes vis-à-vis du produit

    –   Le ciblage, quant à lui, justifie le choix d'un ou plusieurs segments dans le but de les satisfaire.

    –   Enfin, le positionnement – la synthèse de toute l'analyse - donne une image à une offre.

Cette image doit être réaliste, crédible, différente, pérenne mais également tout aussi attractive sur le marché que dans l'esprit des clients. L'offre doit en outre paraître supérieure et mieux adaptée que celle des concurrents.

Ces choix sont faits sur la base de l'analyse de la matrice SWOT. Cette matrice explique aux managers en quoi l'industrie excelle, quelles améliorations peuvent être apportées, (où il y a possibilité de croissance) et quelles mesures doivent être prises pour protéger les actionnaires et la valeur de l'entreprise. Elle est constituée d'une composante interne, intrinsèque au produit – « Strength » et « Weakness » (Force et Faiblesse) – et d'une composante externe – « Opportunity » et « Threat » (Opportunité et menace) – qui concerne les éléments environnementaux comme la concurrence ou la règlementation.

    –   Strength : les forces de l'analyse SWOT informent sur les composants internes de l'entreprise : qualité des produits, services associés ou excellence globale. Ces composants internes peuvent inclure des ressources physiques, le capital humain ou certaines spécificités que l'entreprise peut contrôler comme des frais généraux opérationnels bas, un turnover faible des employés, un retour sur investissement élevé ou encore des équipes de recherche expérimentées.

    –   Weakness : les faiblesses de l'analyse SWOT représentent les composants internes de l'entreprise qui n'apportent pas de valeur significative ou nécessitent une amélioration. Les composants internes de l'entreprise peuvent inclure des ressources physiques, du capital humain ou les spécificités que l'entreprise peut contrôler : un risque important de business modeling, des équipements médicaux anciens, des marques pauvres, un moral bas des employés ou encore des déséconomies d'échelle (gaspillage).

–   Opportunity : les opportunités de l'analyse SWOT sont constituées par les composants externes de l'entreprise qui apportent une chance de développement par l'acquisition d'un avantage compétitif par exemple pour l'entreprise (ou parties de l'entreprise).
Les composants externes de l'entreprise sont des facteurs environnementaux ou des aspects extérieurs sur lesquels l'entreprise n'a aucun contrôle. Ainsi, les opportunités de l'industrie pharmaceutique pourraient, par exemple, inclure des publications récentes, une augmentation des problématiques de santé chez les consommateurs, une demande accrue de produits pharmaceutiques, des changements au sein des standards de l'EMA ou une diminution du coût de la masse salariale dans le domaine de la santé.

–   Threat : les menaces de l'analyse SWOT explorent les composants externes de l'entreprise qui pourraient représenter un risque de déclin, d'atrophie ou perte de certains avantages compétitifs pour l'entreprise (ou parties de l'entreprise).
Ces composantes externes sont des facteurs environnementaux ou des aspects extérieurs sur lesquels l'entreprise n'a aucun contrôle, comme une réglementation plus stricte, une économie en déclin, des coûts de Recherche et Développement croissants ou une diminution de la population globale.

Le positionnement est un parti-pris, un choix stratégique global et non un résultat. Par son influence sur la perception de l'offre, il va déterminer la publicité, le prix et la distribution du produit.

1.2.1.3.2. LE MARKETING OPERATIONNEL

Le marketing opérationnel est la concrétisation du marketing stratégique. Il consiste en un plan d'action cohérent appelé aussi « plan marketing » ou « plan opérationnel. »
Ce plan décrit un certain nombre de paramètres : les cibles visées, les ressources nécessaires en budget et moyens humains, les effets attendus – par l'utilisation de certaines métriques ou KPI (Key Performance Indicator) qui mesurent les performances, les « timelines », étapes clés et enfin les deadlines. La visite médicale est le principal levier du marketing opérationnel. Comme elle

représente environ la moitié de l'investissement promotionnel, le laboratoire cherche l'optimisation de son retour sur investissement en influençant le médecin.

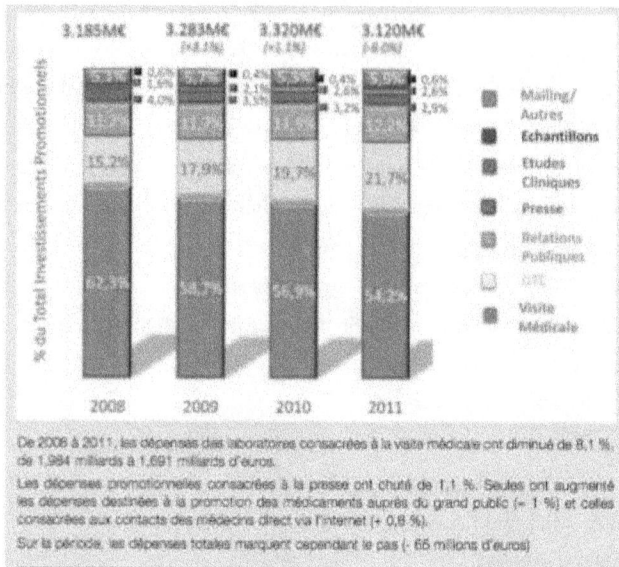

Source : « Etude VM de DM », 2012
Figure 9 - Les investissements promotionnels des laboratoires de 2008 à 2011 en France (millions d'euros)

Le durcissement réglementaire, l'expiration des brevets de nombreuses molécules, et la baisse des moyens alloués a entraîné une réduction des effectifs de visite médicale de 37% entre 2004 et 2013, passant de 24000 à 15000 personnes. De plus, suite à l'affaire Médiator®, l'IGAS souhaite supprimer les postes des 18000 visiteurs médicaux français pour les remplacer par « un organisme public d'information sur le médicament », commun à l'ANSM, à la HAS et à l'Assurance Maladie.

Aussi, une « Charte de qualité de la visite médicale » a été signée entre le LEEM et le CEPS en 2004 afin de prévenir certains abus : « Conformément à la loi, la Charte de la visite médicale a pour but de renforcer le rôle de la visite médicale dans le bon usage du médicament et la qualité de l'information. Elément de la réforme de l'Assurance Maladie et de la modification des comportements, la Charte de la visite médicale doit contribuer, au même titre que les autres actions entreprises, au succès de cette réforme. »

Cependant, le métier des visiteurs médicaux sera amené à évoluer. Le ministre de la Santé, Xavier

Bertrand, présentait, en juin 2011, sa réforme du système du médicament. Il n'envisageait pas la disparition de la profession mais une refonte de cette spécialité assortie d'un encadrement plus sévère. Les nouveaux médias offrent des outils performants et des solutions complémentaires à la visite physique : l'eADV, aide de visite virtuelle, permet un support interactif « à la carte », la visite médicale à distance, e-detailing et e-learning, complètent la visite traditionnelle et positionnent le délégué davantage comme un partenaire du médecin en lui proposant aussi des services personnalisés. Ces nouvelles pratiques connaissent un essor de 10% par an, certains laboratoires misant complètement sur cette nouvelle forme d'information. Ces visiteurs médicaux d'un genre nouveau effectuent douze visites par jour lorsqu'un visiteur sur le terrain rencontre entre cinq et sept médecins quotidiennement. Malgré l'inconvénient de la diminution du contact direct entre visiteur médical et médecin, cette nouvelle forme de visite offre l'avantage d'une traçabilité absolue et représente une source d'information qui ne s'adresse plus seulement aux prescripteurs isolés géographiquement mais à tous les professionnels de santé.

Cependant, les médecins restent sensibles aux visites physiques traditionnelles. Ainsi, l'utilisation de ces nouveaux médias ne supplantera pas complètement les visites, on peut donc envisager une utilisation combinée de ces deux approches.

1.2.1.3.3. LE MARKETING MIX

Le marketing mix désigne l'ensemble cohérent de décisions relatives aux 4 volets, dits les « 4 P » (en anglais) que sont la politique de produit, de prix, de distribution et de communication :

–   Product ou comment changer la perception du produit pour mieux le vendre.

–   Price : en France, les laboratoires souhaitant obtenir le remboursement des médicaments ont différents leviers d'action que nous développerons ultérieurement.

–   Place : de la même manière, il n'y pas de choix, puisque le lieu de distribution exclusif est l'officine ou l'hôpital.

–   Promotion : Différentes actions de communications sont possibles : visite médicale, journaux spécialisés, formation continue, congrès, master class...

La tendance actuelle n'est plus aux « 4 P » mais aux « 5 C », plus complets quant à l'environnement global du médicament :

–   Company : cela concerne la gamme de produit, l'image au sein du marché, la technologie, la culture de l'entreprise.

–   Customers : la taille du marché et sa croissance, les segments du marché visé, le processus d'achat.

–   Competitors : directs ou indirects, parts de marché, les forces et faiblesses des concurrents.

–   Collaborators : distributeurs, fournisseurs, détaillants...

–   Context : facteurs environnementaux, analyse externe, régulation et législation.

En résumé, dans le marketing stratégique, la stratégie guide l'action, décrite et planifiée dans le marketing opérationnel. L'ensemble de ces actions est dénommé marketing mix. (Marketing stratégique et opérationnel 8ᵉ édition, Jean-Jacques Lambin, édition Dunod, 2012)

Il s'avère donc essentiel de développer un modèle promotionnel optimum contenant le bon message délivré au bon endroit par la bonne personne avec la bonne fréquence et la bonne forme... La promotion des médicaments est cependant très règlementée : les publicités pharmaceutiques doivent être conformes aux règles fixées par les autorités de santé.

1.2.2. CYCLE DE VIE DU MEDICAMENT : CAS DE LA France

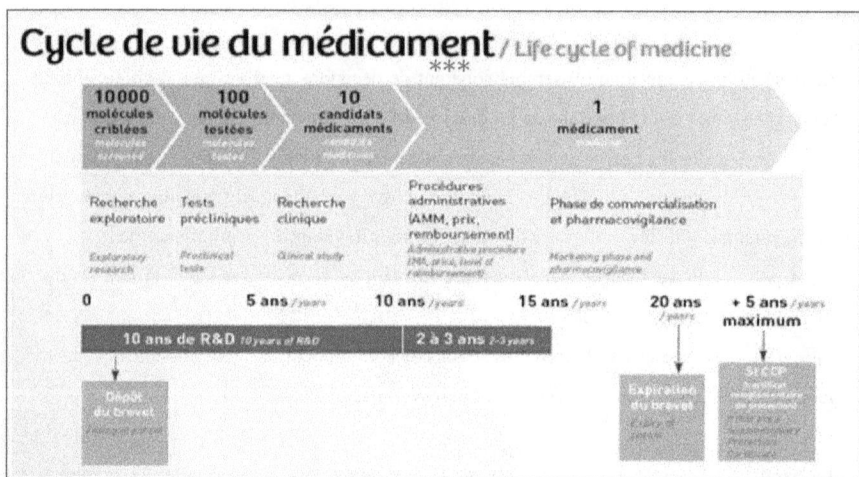

Figure 10 - Cycle de vie du médicament

Avec ses deux caractéristiques, le marché pharmaceutique est singulier :

–   Contrairement aux autres industries, le marketing d'un médicament s'adresse à l'ensemble des acteurs de l'écosystème, avec des règles specifiques régissant le contenu de l'information en fonction de l'émetteur du message et de la nature du receveur ; par exemple, la publicité citant le nom de marque d'un médicament de prescription n'est pas possible en France quand le message est destiné au patient, mais cette possibilité existe pour les médicaments sans ordonnance (OTC) .

–   Les médicaments possèdent un brevet d'une durée de 20 ans qui peut être étendue à 25 ans, dans certains cas. A l'issue de cette période, le brevet tombe dans le domaine public, permettant la libre exploitation de la molécule sous forme d'un générique. Il faut noter que des formes de protection complémentaires existent (brevets sur les nouvelles formulations, sur les extensions d'indications, etc.).

Le brevet est un titre garantissant à son titulaire un droit d'exploitation exclusif (mais temporaire) sur une invention. Le titulaire se voit ainsi conférer un avantage concurrentiel susceptible de le placer temporairement en situation de monopole. Les brevets répondent à la nécessité de protéger les inventeurs en leur assurant un retour sur investissement par rapport aux dépenses de R&D qu'ils ont initialement engagées. Si les brevets risquent de réduire le bien-être collectif à court terme en restreignant la concurrence, ils sont toutefois supposés inciter les entreprises à innover, donc se définir à plus long terme comme un accélérateur de croissance économique. Ainsi, ils constituent un compromis entre les avantages sociaux résultant des plus fortes incitations à l'innovation et les pertes en bien-être que subissent les consommateurs en raison des prix liés à la situation de monopole (Pm). L'augmentation du bien-être des consommateurs lors de l'expiration du brevet est représentée sur le graphe par le rectangle vert (PmXm - PcXm), suivant la chute du prix de (Pm) vers (Pc).

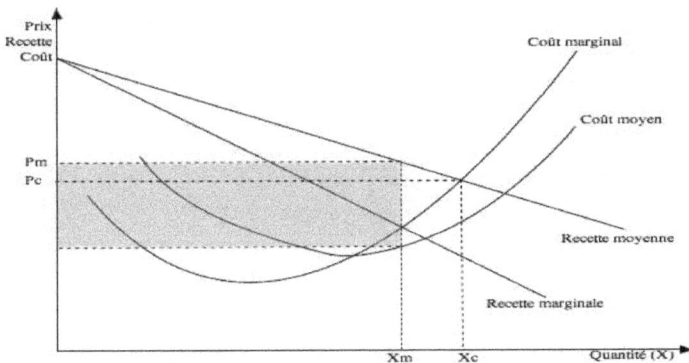

Source : Wikipedia, 2014
Figure 11 - Représentation graphique d'une situation monopolistique et d'une situation de concurrence parfaite

25

Les dix premières années de la vie d'un médicament sont consacrées à la recherche et au développement, la recherche exploratoire ainsi que les tests précliniques et cliniques. Ces étapes représentent un coût d'environ 800 millions de dollars.

Après validation par les autorités de santé, le médicament peut entrer sur le marché. Mais cela laisse peu de temps aux laboratoires pour commercialiser le produit de santé car le brevet est déposé très tôt dans son processus de développement. Les laboratoires cherchent donc à maximiser leurs revenus ; pour ce faire, ils optimisent leur « fenêtre d'opportunité » en saisissant les opportunités de mise sur le marché rapide, en réduisant voire éliminant les efforts marketing associés et en établissant le médicament comme premier choix parmi les patients, les médecins et les autorités de santé.

Les différentes autorités de santé (FDA aux Etats-Unis et EMA en Europe, ANSM en France) sont habilitées à examiner l'efficacité et la sécurité du médicament. Après accord scientifique, les laboratoires négocient avec les régulateurs de santé pour l'accès au marché de chaque pays.
Les parties déterminent alors conjointement le prix de lancement et la date de commercialisation – représentés par 3 étoiles rouges sur la Figure 10 page 28). En France, après avis de la Commission de la Transparence de l'HAS, c'est le Comité Economique des Produits de Santé, qui fixe le prix.

Après la Loi Bertrand de 2011 – « Sunchine Act » à la française – qui a fait suite au scandale du Médiator®, un certain nombre de mesures ont été introduites pour éviter tout nouveau scandale. Bien que cette nouvelle loi puisse être qualifiée de circonstancielle, privée d'une vision d'ensemble propre à assurer une certaine sécurité juridique des acteurs du secteur, et votée dans un consensus difficile, elle représente malgré tout une avancée majeure pour le système de santé. Ses mesures phares sont :

- renforcement de la transparence,

- sécurité du médicament,

- information des patients et des professionnels.

Note : la loi Bertrand n'a aucun rapport avec le processus d'approbation et de l'HTA, mais avec le monitoring de la commercialisation.

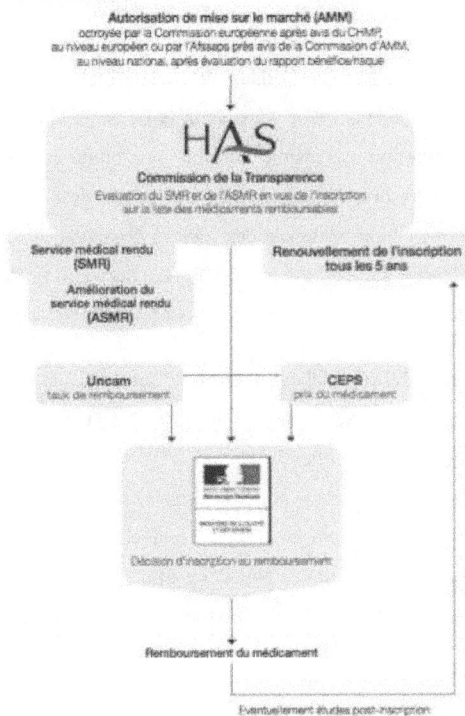

Figure 12 - La HAS, un rôle central dans le circuit d'évaluation du médicament

L'Agence Française de Sécurité Sanitaire des Produits de Santé (AFSSAPS) devient l'Agence Nationale de Sécuité du Médicament (ANSM). Cet organisme évalue les risques sanitaires que peuvent présenter les médicaments et plus généralement tous les produits de santé destinés à l'homme. Elle est organisée en interne selon deux axes : 8 directions produits et 5 directions métiers. Les 8 directions produits sont responsables de l'ensemble des missions de l'Agence pour un portefeuille de produits (instruction des dossiers, pertinence des actions de l'Agence pour le suivi du profil bénéfice/risque des produits, information scientifique etc.). Les 5 directions ont la responsabilité de la cohérence des méthodes de travail et de l'expertise de l'Agence (animation de la filière métiers, gestion des dossiers transverses rattachés à un métier, représentation de l'Agence au niveau européen dans les domaines de compétences métiers et transverses aux produits etc.)

Pour en revenir au schéma ci-dessus, l'autorisation de mise sur le marché (AMM) peut être délivrée au niveau européen par la Commission européenne, après avis favorable du Comité des médicaments humains (CHMP) de l'Agence européenne du médicament (EMA) ou au niveau national par l'ANSM, après avis de la commission d'AMM.

L'accès au remboursement se fait dans un second temps, à l'initiative des laboratoires pharmaceutiques qui soumettent leur demande à la Commission de la Transparence de la HAS. L'avis de cette commission est ensuite transmis au Comité économique des produits de santé (CEPS) qui détermine le prix du médicament sur la base de l'Amélioration du Service Médical Rendu (ASMR), et à l'Union Nationale des Caisses d'Assurance Maladie (UNCAM) qui fixe le taux de remboursement sur la base du SMR. La décision finale d'inscription relève de la compétence du ministre de la Santé et est publiée au Journal officiel.

L'objectif des négociations entre laboratoires pharmaceutiques et autorités de santé est l'obtention d'un consensus sur l'accès au marché des produits de santé et le prix.
Ce prix doit satisfaire les deux parties :

– les laboratoires pharmaceutiques, dans leur logique de maximisation des profits, essaient de récupérer leurs investissements en Recherche et Développement à travers un accès au marché rapide et un prix élevé, afin de bénéficier d'un cycle de vie du médicament sous protection le plus long (Boulding & Christen, 2003; Danzon, Wang, and Wang, 2005; Wagner and McCarthy, 2004).

– Les autorités de santé, quant à elles, sont dans une démarche de réduction des coûts imposée par la crise actuelle qui contraint à une « politique d'austérité. » Elles doivent néanmoins fournir les dernières avancées technologiques et scientifiques à leur population (Danzon et al., 2005).
Malgré leurs points de vue opposés, les deux parties doivent déterminer conjointement la date de commercialisation et le prix de lancement, ce qui explique la lenteur des démarches. (Danzon et al., 2005 ; Garattini and Ghislandi, 2007).
Pour contenir leurs dépenses de santé, plusieurs pays ont mis au point un système de régulation qui empêche tout laboratoire de fixer librement ses prix. Par exemple, l'Espagne a établi un seuil (12-18% des coûts admissibles) qui régule le profit réalisable par les laboratoires, ce qui devrait entrainer la baisse des prix en Espagne et constituer une faible incitation pour les fabricants à pénétrer ce marché rapidement. Les revenus des laboratoires – hors OTC – correspondent donc aux dépenses de santé que les régulateurs sont prêts à allouer.

La combinaison de ces deux objectifs annonce des challenges lucratifs : les nouvelles molécules promettent des bénéfices médicaux supérieurs, bien qu'elles soient plus chères que leurs alternatives thérapeutiques.

Si l'on se place du point de vue des laboratoires pharmaceutiques ou des autorités de santé, il y a deux éléments clés dans le processus de lancement de nouveaux produits : le prix de lancement et le délai de commercialisation.

Ce délai est la différence en mois entre le premier lancement mondial et le lancement dans un pays spécifique. Chaque pays aura ainsi son propre délai de commercialisation, à moins que la molécule ne soit lancée simultanément dans plusieurs pays.

Cette relation entre prix de lancement et délai de commercialisation présente 3 aspects :

–   l'effet causal du prix de lancement sur le délai de commercialisation
–   l'effet causal du délai de commercialisation sur le prix de lancement
–   la corrélation de ces effets.

Les marchés pharmaceutiques fournissent un vaste champ d'exploration empirique. La différence entre les pays développés tient au nombre de médicaments en concurrence sur un marché donné, ainsi qu'à la gamme thérapeutique à laquelle ils appartiennent. Ainsi, au cours des vingt dernières années, les Etats-Unis ont eu à leur disposition une moyenne de trois médicaments (entités chimiques uniques) par classe thérapeutique (indication médicale pour laquelle un médicament est prescrit). L'Italie, forte d'une population d'environ 57 millions d'habitants, bénéficie d'une moyenne de cinq médicaments par classe thérapeutique tandis que la Suisse, qui compte 7 millions d'habitants détient le record avec une moyenne de quatre médicaments par classe thérapeutique. Il convient de noter qu'un tiers seulement des produits pharmaceutiques sur ordonnance commercialisés dans l'un des sept plus grands marchés mondiaux du médicament (Etats-Unis, Japon, Allemagne, France, Italie, Royaume-Uni et Canada) est également commercialisé dans les six autres. C'est un chiffre étonnamment faible compte tenu non seulement de la taille et de la richesse de ces pays, mais aussi du fait que les laboratoires pharmaceutiques devraient avoir intérêt à répartir les coûts irrécupérables de Recherche et Développement sur le plus grand nombre de marchés. En dépit de la disponibilité des traitements dans d'autres pays, certains marchés, curieusement, n'ont pas d'entrants. Nous allons nous intéresser aux raisons pour lesquelles des laboratoires renoncent à pénétrer certains marchés.

Les dépenses en santé s'échelonnent de 6% du PIB en Estonie à plus de 17% aux États-Unis, et la part des ventes de produits pharmaceutiques dans les dépenses de santé représente 4% aux Etats-Unis et près de 18% en France ou en Italie. Avec 97 milliards de dollars de CA annuel, les Etats-Unis constituent le plus grand marché pharmaceutique mondial – quasiment deux fois plus important que le marché japonais (51 milliards de dollars), lui-même équivalent aux cinq plus grands marchés européens réunis.

	Part du marché mondial (en 2001)	Part des ventes mondiales (en 2009)
États-Unis	37,7%	40,0%
Japon	11,7%	11,0%
Allemagne	5,0%	6,0%
France	4,8%	5,0%
Chine	4,7%	nd
Italie	3,3%	4,0%
Espagne	2,6%	2,0%
Canada	2,6%	3,0%
Brésil	2,6%	nd
Royaume-Uni	2,5%	2,0%

Source : Leem, 2012

Figure 13 - Evolution du marché mondial du médicament (2001-2011)

Les laboratoires se doivent donc de réaliser un arbitrage entre « accessibility » et « affordability ». Penchansky et Thomas publient en 1981 un article dans lequel ils expliquent qu'un accès au marché sera déterminé par l'ajustement des caractéristiques et des attente entre fournisseur et client. « Affordability » est déterminée par la manière dont les frais du fournisseur n'excèdent pas la volonté du client à payer pour les services. « Accessibility » a une dimension géographique, déterminée par la facilité avec laquelle le client peut atteindre l'emplacement de l'opérateur. L'exemple des biotechs américaines qui hésitent à lancer leur médicaments en Europe en raison de la complexité de l'accès au marché et de leur méconnaissance de la mise en œuvre d'un plan de lancement européen en est une parfaite illustration.

Composée de milliers de petites entreprises réparties à travers le monde, l'industrie pharmaceutique est très fragmentée. Seules quelques centaines, fondées sur la recherche, sont à l'origine d'un médicament présent sur le marché. Le tableau croisé ci-dessous comptabilise le nombre de créations de médicaments par pays d'origine (lieu du siège social du laboratoire auteur de l'invention de la molécule) et de leur lancement dans les pays correspondants. Plus du quart de ces nouvelles molécules, d'origine américaine, atteignent neuf marchés en moyenne. Les nombreux médicaments inventés au Japon ou en Italie connaissent, en revanche, un lancement limité sur les marchés étrangers : sur les 298 médicaments d'origine japonaise commercialisés sur son sol, on en retrouve qu'une trentaine en moyenne partout ailleurs dans le monde (hors Corée du Sud). Quant aux médicaments produits dans des pays au marché national réduit (Danemark, Suisse et Pays-Bas), ils bénéficient de la plus importante diffusion sur les marchés étrangers – davantage que les médicaments avec de grands marchés domestiques. Par exemple, les Pays-Bas lancent 18 molécules en France alors qu'ils en commercialisent 15 sur leur territoire. Un travail d'analyse pourrait être réalisé afin de déterminer si la forte tradition de commerce international ancrée dans ces pays à marché domestique réduit est un facteur contribuant positivement à l'expansion internationale des molécules développées par les laboratoires nationaux de ces pays.

Launch	Origin: Belgium	Denmark	France	Germany	Italy	Japan	Neth.	Norway	Spain	Switz.	U.K.	U.S.
Argentina	2	3	62	39	27	38	11	2		7	35	27	115

Launch	Belgium	Denmark	France	Germany	Italy	Japan	Neth.	Norway	Spain	Switz.	U.K.	U.S.
Argentina	2	3	62	39	27	38	11	2		7	35	27	115
Australia	1	8	41	25	3	34	10	2			43	60	159
Austria	2	10	29	50	12	36	10	5			33	27	106
Belgium	3	13	65	50	14	34	11	4	2		46	55	171
Brazil	2	4	47	31	25	24	9			4	24	22	102
Canada	1	8	44	17	7	31	8	4			42	51	162
Colombia	1	2	28	21	12	19	5			4	22	20	62
Denmark	1	16	40	28	5	35	12	4	2		39	51	154
France	2	10	133	56	18	57	18	4	1		63	57	216
Germany	4	14	97	108	18	70	16	7	2		75	76	259
Greece	2	11	51	22	17	23	10	3	2		31	23	109
Ireland	1	14	36	23	8	28	9	3			34	52	127
Italy	3	8	92	67	96	66	14	5	3		53	75	185
Japan	5	6	46	52	9	298	14	2	3		44	34	151
Mexico	2	2	38	29	15	38	9	1	7		26	28	99
Netherlands	2	11	45	33	8	31	13	3	3		29	45	133
Peru	1		30	18	5	20	5	1	6		18	15	49
Philippines	2	3	35	28	13	38	6	1	1		25	29	94
Portugal	2	6	58	37	26	34	8	3	7		29	37	113
South Africa	2	7	33	26	8	28	8	2			25	43	128
South Korea	3	5	50	40	31	104	10	1	8		19	19	83
Spain	2	12	79	59	35	57	11	3	36		56	66	182
Sweden	1	14	31	23	3	29	11	3	2		37	50	147
Switzerland	3	13	64	57	16	37	13	2	2		77	47	183
Turkey	1	1	19	5	9	9	9		1		20	18	29
U.K.	3	16	73	45	10	45	15	3	1		62	97	237
U.S.	2	9	56	38	7	55	15	4			51	70	307
Venezuela	2	1	19	11	11	16	6			3	12	15	50

Source : Kyle, M. K. (2007). Pharmaceutical Price controls and entry strategies.

Tableau 5 - Origine du laboratoire et marchés pénétrés

Les marchés nationaux des produits pharmaceutiques diffèrent principalement par la réglementation, qui organise tant la mise sur le marché d'un nouveau médicament que la fixation de son prix. En effet, chaque état dispose d'une agence ou d'un ministère chargé de l'évaluation pharmaceutique, par application de normes hétérogènes dans l'établissement de standards de sécurité et d'efficacité variables au fur et à mesure de l'évaluation de nouveaux médicaments. Certains pays exigent que les essais cliniques soient effectués sur des patients nationaux tandis que d'autres exigent des preuves en termes coût-efficacité. Les délais d'approbation moyens, qui étaient de 1,3 ans en France en 1990, pouvaient aller jusqu'à 4,8 ans en Espagne en 1991. Hormis des différences dans le financement de chaque agence et de leur efficacité, le nombre de médicaments à l'étude varie considérablement selon les pays et les années.

Au sein de l'Union Européenne en particulier, se dessine une évolution progressive vers une harmonisation des normes réglementaires pour les principaux marchés. En vertu de la « procédure de reconnaissance mutuelle » de l'UE, adoptée en 1995, un médicament ayant reçu l'approbation d'un État membre (dit de référence) doit obtenir, dans les deux mois, l'autorisation de commercialisation dans les autres États membres, à moins qu'un Etat membre concerné ne la rejette dans le cadre d'un processus formel. L'autre option est la « procédure centralisée », par laquelle un médicament est soumis à l'Agence Européenne d'évaluation des médicaments (EMA) en vue d'obtenir l'autorisation de commercialisation dans tous les pays de l'UE. Parallèlement, le laboratoire négocie au niveau local le prix de commercialisation.

Comme nous l'avons vu précédemment, la règlementation des prix diffère d'un pays à l'autre. Le tableau ci-dessous représente les différentes composantes intervenant dans la régulation des prix adoptés par les principaux marchés pharmaceutiques mondiaux durant les trente dernières années. Le « contrôle des prix » a pour but la fixation de la limite du prix fabricant ou du montant payé par une autorité de santé pour un produit pharmaceutique (prix de remboursement). Le prix d'un médicament est établi en fonction de sa valeur thérapeutique, du coût des traitements comparables, de la contribution du fabricant à l'économie nationale et du coût de fabrication − le poids de chacun de ces facteurs variant selon les pays. Avant d'arrêter un prix définitif, certains pays se renseignent sur son prix de référence international, prix pratiqué sur les autres marchés. Ainsi, les négociations entre les laboratoires et les agences de santé sont parfois longues et tendues. Ces pourparlers sont source de retard dans le processus de lancement de nouveaux médicaments. Le PDG de Pfizer déclarait en 2001 : « Nos nouveaux produits sont introduits de plus en plus tard sur le marché français, et si le gouvernement continue à mettre une telle pression sur les prix, il n'y aura bientôt plus de nouveaux produits ! »

De manière générale, les pays d'Europe du Nord et les États-Unis exercent un contrôle des prix moins poussé que les pays d'Europe du Sud. Danzon et Chao (2000a) remarquent que le prix d'un médicament tend à être significativement plus faible dans les pays pratiquant le contrôle des prix. Dans les années 1990, en réponse à l'augmentation du coût des produits pharmaceutiques, de nombreux pays ont opté pour le gel, voire la coupe dans les prix. Ainsi, certains pays se limitent à l'exercice d'un contrôle sur la demande, alors que d'autres le combinent avec le contrôle direct des prix.

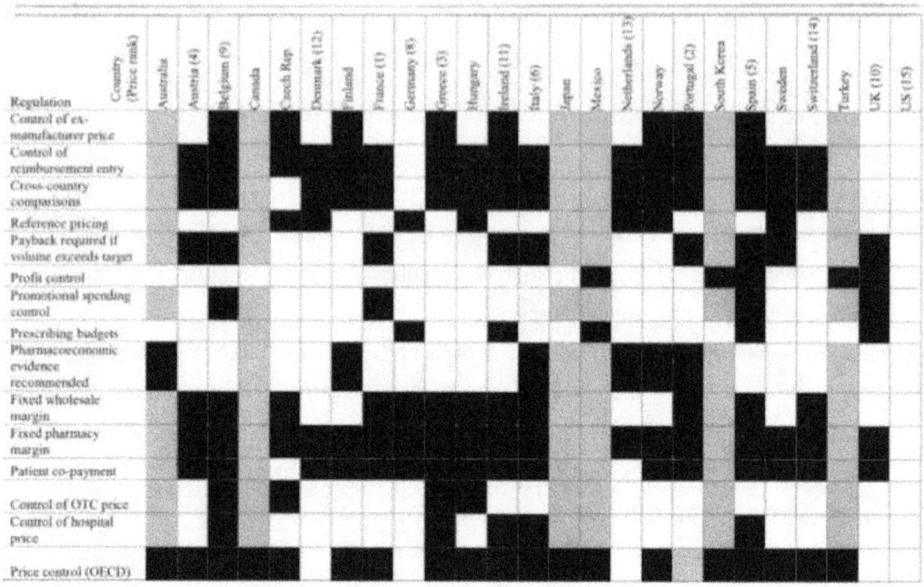

Black = regulation is used, white = regulation is not used, gray = no information. Sources: Urch Publishing (2002) and Jacobzone (2000). Information is not available for all countries from either source.

Source : Kyle, M. K. (2007). Pharmaceutical Price controls and entry strategies.

Figure 14 - Régulation dans différents pays mondiaux

Les contrôles de la demande consistent soit à plafonner le coût d'un traitement prescrit par un médecin – par une incitation allégée en nombre ou en coût des médicaments – soit à appliquer un système de référence des prix, dans lequel le patient est tenu de payer la différence de prix entre les médicaments prescrits et les médicaments de référence définis par le gouvernement. Certains Etats (Corée du Sud, Mexique, Espagne, Royaume-Uni) réglementent les profits des laboratoires après négociation en établissant un taux de rendement maximum qui prend en compte les frais opérationnels, de promotion et de Recherche et Développement.

Les pratiques culturelles diffèrent selon les pays : au Japon, les médecins prescrivent et délivrent eux-mêmes les médicaments, à des doses plus faibles. Si le nombre et la taille des pharmacies varient selon les pays, il en est de même pour le réseau et les marges de distribution. Dans la mesure où ces marchés ont un lien direct avec la pratique du contrôle des prix, on se doit à une interprétation de l'effet de ce contrôle.

1.2.4. DECISIONS DE LANCEMENT ET REGULATION

De nombreuses études antérieures relatives à l'industrie pharmaceutique ont identifié certains facteurs qui s'avèrent importants dans la décision de lancement d'un nouveau médicament. En effet, la concurrence existe non seulement au sein d'un même médicament (sous la marque générique versus la prescription versus OTC) mais aussi entre différentes molécules de la même classe thérapeutique. De nombreux chercheurs ont montré que la concurrence générique a une importance incontestable. Pire, en 2002, Lichtenberg et Philipson ont estimé la perte du chiffre d'affaires liée à l'entrée de nouveaux médicaments de la même classe thérapeutique ; la valeur actualisée d'un médicament est réduite par un facteur supérieur à celui de l'entrée des génériques. Ces résultats confortent les études de Stern (1996) et Berndt et al. (1997), qui mettent l'accent sur l'importance de la concurrence intermoléculaire.

Au-delà de la concurrence, l'environnement règlementaire a un impact significatif sur les prix en vigueur (Danzon et Chao, 2000a, 2000b). Ainsi, les pays ayant une réglementation d'entrée stricte et peu de réglementation des prix – comme les États-Unis ou le Royaume-Uni – ont fortement concentré les industries nationales dont les produits sont lancés sur des marchés étrangers (Thomas, 1994). En 1984, Parker montre que la réglementation crée des disparités entre les pays quant au nombre et à la composition des produits introduits avant 1978. Des travaux plus récents effectués par Danzon et al. (2005) mettent en évidence qu'entre 1994 et 1998, les médicaments introduits au Royaume-Uni et sur le marché américain font une entrée plus tardive sur le marché des pays souvent adeptes d'une règlementation des prix, et qui pratiquent des prix faibles.

Les laboratoires ont donc tout intérêt à lancer leurs produits dans des pays où ils peuvent fixer d'emblée un prix élevé, car ces prix influenceront le prix futur qu'ils pourront adopter dans un marché règlementé. Ce contrôle des prix peut aussi avoir comme effet – particulièrement en Europe – l'augmentation des importations parallèles, autorisées entre États membres, qui permettent aux négociants la pratique de stratégies d'arbitrage ; ainsi, les négociants du pays A (sans contrôle des prix) vont acheter le même produit dans le pays B (avec contrôle des prix) à prix moindre pour sa revente domestique. Le commerce parallèle restreint donc la possibilité pour les entreprises de fixer des prix discriminatoires entre les pays. En conséquence, les entreprises pourraient, à terme, se montrer réticentes dans le lancement de nouveaux produits sur les marchés règlementés. Selon Dranove & Meltzer (1994) et Carpenter (2002), la réglementation affecte les médicaments et les laboratoires en particulier dans le cadre de l'obtention de l'AMM. Les données recueillies aux Etats-Unis et dans les trois grands marchés pharmaceutiques européens (Royaume-Uni, France et Allemagne) affichent une tendance commune quant aux délais de commercialisation des médicaments : un net avantage est accordé au médicament du pays d'origine, qui reçoit une approbation plus rapide.

De 1990 à 2000, la part des dépenses de Recherche et Développement pharmaceutique est passée de 49% à 37% au sein de l'Union Européenne. La raison la plus souvent invoquée pour expliquer un tel changement est l'utilisation du contrôle des prix dans la plupart des pays européens.

La réglementation peut influer sur la stratégie des entreprises nationales de deux façons (Kyle, 2005 ; Danzon et al, 2005 ; Dranove et Meltzer, 1994). Le premier mécanisme concerne la facilité d'obtention de l'approbation réglementaire.

Sachant que le marché intérieur est généralement le plus facile à gagner pour une entreprise nationale, les entreprises localisées dans un pays sous contrôle des prix pour leur marché domestique, connaissent un prix de lancement initial assez faible. Ainsi, ces entreprises seront moins disposées à introduire leurs produits sur les marchés étrangers, puisque ce prix de lancement y sera également faible, en raison du commerce parallèle et des prix de référence internationale.

Il en sera de même pour les entreprises ayant leur siège dans un pays de libre fixation des prix qui introduiront leur médicament sur un marché pratiquant le contrôle des prix. Elles se montreront ensuite peu enclines à pénétrer d'autres marchés.

Le second mécanisme concerne la possible variation dans l'application du contrôle des prix pour les entreprises : les gouvernements peuvent utiliser le contrôle des prix pour favoriser les producteurs nationaux, afin de les inciter à produire des médicaments pour les seuls marchés domestiques, et ce, au détriment des entreprises étrangères. Le résultat d'une telle politique industrielle est la production de médicaments de qualité inférieure ou la limitation de l'innovation thérapeutique. *A contrario*, les entreprises situées dans un pays n'appliquant pas cette politique industrielle, seront incitées à produire des médicaments de qualité susceptibles de gagner d'autres marchés – à supposer que le marché récompense la qualité par un prix élevé. Ce mécanisme devrait permettre l'élaboration de différents modèles de lancement pour les entreprises en fonction de la localisation de leur siège.

PARTIE 2 : REVUE DE LA LITTERATURE SUR LES FACTEURS INFLUENCANT LE PRIX DE LANCEMENT ET LE DELAI DE COMMERCIALISATION

Il existe quelques articles généralistes relatifs au lancement de nouveaux produits – dont celui de Krishnamurthi, 1998, 1999. Cependant, le lancement de nouveaux produits à l'international suscite peu d'intérêt théorique alors même que la commercialisation ou phase de lancement est importante pour un laboratoire. En effet, les choix quant au prix et à la date de lancement ont un impact direct sur les résultats et les profits futurs des laboratoires.

Nous allons à présent examiner certains articles clés de la littérature économique relatifs au lancement de nouveaux produits, ce qui devrait mettre en lumière le caractère innovant de l'approche développée dans cette thèse. Comme nous l'avons vu précédemment, deux paramètres fondamentaux jouent un rôle primordial dans le lancement de nouvelles molécules pharmaceutiques : le prix de lancement et la date de commercialisation.

Certains auteurs se sont intéressés au prix de lancement sans prendre en compte la date de commercialisation.

2.1. ANALYSE DES FACTEURS INFLUENCANT LE PRIX DE LANCEMENT

Les articles de Lu & Comanor (1998) et Ekelund & Persson (2003) comptent parmi les plus importants dans l'étude du prix de lancement. Ils sont d'ailleurs régulièrement cités et repris par d'autres académiques, tant leur champ d'analyse s'étend à un grand nombre de nouvelles molécules.

En 1998, Lu et Comanor modélisent et étudient les facteurs clés entrant dans la stratégie du prix de 144 nouvelles molécules pharmaceutiques au moment de leur introduction sur le marché, mais aussi 4, 6 et 8 ans après. Leurs travaux étaient motivés par l'absence de recherche sur la concurrence des prix des médicaments brevetés pour une même pathologie pendant leur cycle de vie. Jusqu'alors, la majorité des articles publiés s'intéressaient uniquement à la concurrence des prix après l'expiration du brevet dans le domaine public. Le facteur le plus important dans le prix de lancement d'un médicament est l'ampleur du progrès thérapeutique apporté par le nouveau produit. Pour les médicaments représentant un gain thérapeutique important, les prix de lancement peuvent être deux ou trois fois supérieurs à ceux des médicaments existants utilisés pour la même pathologie, tandis que les médicaments qui reproduisent en partie les actions des produits disponibles sont généralement vendus à des prix comparables. Reflet de la pression concurrentielle, le nombre de substituts au princeps a en outre un effet négatif substantiel sur les prix de lancement. Ainsi, les produits « Me-too » – copies – jouent un rôle économique important sur le marché pharmaceutique, faisant globalement baisser le prix moyen des produits par classe thérapeutique.

Cette analyse confirme les résultats de l'étude empirique de Reekie, en 1978, qui a incité les académiques à se pencher sur le sujet. Après examen du prix de lancement de nouvelles molécules introduites aux Etats-Unis, il constate que les molécules présentant des avantages thérapeutiques évidents obtiennent un prix significativement supérieur aux substituts existants, tandis que les « Me-too » ont un prix inférieur. Pour les nouvelles molécules offrant des avantages thérapeutiques modestes et/ou des effets indésirables réduits, l'augmentation de prix est d'autant plus faible. Ainsi, Reekie conclut que la multiplication de nouvelles molécules brevetées ne limite pas pour autant la concurrence des prix. Il observe aussi que les molécules dont le prix de lancement est élevé connaissent, dans le temps, des réductions de prix, alors que celles lancées à bas prix voient généralement leur prix augmenter.

En 1979 et 1982, Weston confirme que les molécules innovantes au plan thérapeutique bénéficient d'un prix de lancement plus élevé que leurs substituts existants, et les « Me-too » ont un prix de lancement plus bas. De plus, il observe que les prix des molécules innovantes déclinent du fait de la pénétration du marché par des médicaments concurrents. Il conclut : « le succès commercial d'un médicament à prescription, toutes choses étant égales par ailleurs, est affecté dans son prix relativement aux médicaments alternatifs sur le marché. »

Cet effet décrit par Reekie et Weston recoupe les observations réalisées par Dean, qui fut l'un des premiers académiques à élaborer une théorie de la stratégie des prix. En 1969, il distingue deux stratégies de prix : la stratégie « d'écrémage » – skimming – consistant à fixer un prix de lancement élevé pour le baisser ultérieurement et la stratégie de pénétration visant à lancer un produit à un prix faible, pour l'augmenter ensuite. Dean suggère que la stratégie d'écrémage doit s'appliquer aux nouveaux produits qui offrent un avantage significatif, alors que la stratégie de pénétration est réservée plus généralement aux produits fournissant des améliorations marginales.

Dean ouvre la voie à Schmalensee, en 1982, qui constate que les profits maximaux sont générés par les marques pionnières qui adoptent une stratégie de pénétration. Le manque de connaissance des acheteurs potentiels encourage les vendeurs à fixer un prix bas pour favoriser la consommation et se construire une réputation. Schmalensee développe la stratégie de prix optimum pour les produits entrant plus tardivement sur le marché. Selon lui, ils doivent adopter une stratégie de pénétration encore plus marquée que les pionniers, afin de détourner les consommateurs potentiels de la marque originelle.

Appliquée aux médicaments, cette théorie implique que les nouvelles molécules présentant une avancée thérapeutique substantielle en comparaison des produits existants seront préférées des consommateurs et auront un prix plus élevé que les « Me-too. » Pour les molécules offrant des avantages thérapeutiques limités comparativement aux autres médicaments, elles devront utiliser une stratégie de pénétration avec des prix de lancement faibles, qui seront revus à la hausse dans le temps. Cette stratégie reste cependant difficile à mettre en oeuvre : malgré l'apport de données supplémentaires justifiant l'augmentation de prix (pour les produits à prix contrôlés), les clauses prix-volume empêcheraient la mise en place de cette approche.

Travaillant sur des modèles similaires, Ekelund & Persson (2003) ont étudié le marché suédois réglementé, tandis que Lu & Comanor se sont intéressés au marché américain sans réglementation de prix. Lu & Comanor, Ekelund & Persson ont constaté que les prix de lancement sont positivement corrélés avec le degré d'innovation thérapeutique. Les prix de lancement relatifs moyens sont plus élevés pour toutes les classes de médicaments en Suède, marché réglementé. Comparativement au marché américain, le marché suédois se caractérise donc par une hausse des prix de lancement relatifs et la baisse des prix réels au fil du temps. Ce modèle des prix de lancement relativement élevés et la baisse des prix réels au fil du temps s'inscrit dans la droite ligne du modèle de réglementation par le plafonnement des prix en Suède. Les hausses de prix y sont généralement exclues, aussi n'est-il pas surprenant que le régulateur récompense les fabricants en permettant un prix de lancement relativement élevé. Les contraintes de prix imposées par le régulateur compensent certains effets disciplinaires apportés par les forces du marché. Cette observation rejoint les données empiriques de Danzon et Chao (2000), qui soutiennent que les régimes de prix règlementés sapent la concurrence des prix.

2.2. ETUDE DES FACTEURS INFLUENCANT LA DATE DE COMMERCIALISATION

D'autres auteurs ont étudié l'impact de la date de commercialisation d'une nouvelle molécule pharmaceutique, sans se préoccuper de son prix de lancement. C'est le cas de Margaret Kyle en 2006 et 2007.

En 2006, elle examine les déterminants de lancement de nouveaux produits pharmaceutiques depuis 1980 dans les pays du G7. Dans cet article, la théorie économique et celle de la gestion stratégique se rejoignent. Kyle analyse les caractéristiques de l'entreprise et du marché pour élaborer des modèles d'entrée sur le marché des produits pharmaceutiques.
Les modèles d'oligopole industriel (monopole de l'offre) corroborent les résultats d'études antérieures : les profits baissent d'autant que la concurrence augmente.
Kyle estime que le contrôle des prix a un impact négatif sur l'entrée de nouveaux produits sur les nouveaux marchés.

Toutefois, certaines caractéristiques, telles que l'expérience d'une entreprise dans un pays donné ou son statut national, ont une incidence favorable sur la diffusion d'un nouveau médicament.

Cet article démontre l'interaction existant entre la structure du marché et les caractéristiques des laboratoires et de leurs produits quand il s'agit de rallier un modèle d'entrée d'un nouveau médicament sur le marché. D'ailleurs, les nouveaux médicaments sont 1,5 fois plus susceptibles d'être lancés sur les marchés partageant une frontière et/ou une langue.

Kyle explique aussi que les caractéristiques d'une majorité des marchés pharmaceutiques tendent vers « trop peu » d'entrées : la compréhension des obstacles au lancement est donc primordiale. Ces obstacles sont liés aux marchés pharmaceutiques locaux comme le contrôle des prix, les incitations à investir dans la Recherche et Développement, la politique industrielle qui peut être source d'avantages concurrentiels, les demandes spécifiques de tel ou tel pays, les coûts associés au lancement de produits, tels que les indicateurs de la rigueur, de la réglementation et de la publicité...

En 2007, Kyle analyse les répercussions du contrôle des prix et de la structure du marché sur différents produits pharmaceutiques afin de déterminer la date de lancement des nouveaux médicaments à travers le monde eu égard aux caractéristiques du produit et du laboratoire. L'influence de la réglementation sur les décisions de lancement a été examinée par de nombreux économistes (plus récemment, Djankov et al, 2002). L'application de la règlementation ne se limite pas seulement aux frontières d'un pays, elle concerne aussi les industries nationales et les décisions d'entrée sur de nouveaux marchés. Il constate que l'utilisation du contrôle des prix a un effet statistique et quantitatif important sur l'ampleur et le calendrier de lancement de nouveaux médicaments. Les laboratoires ayant leur siège dans un pays réglementant les prix atteignent moins de marchés que ceux des pays dépourvus d'un tel contrôle. Les entreprises préfèrent éviter les marchés sous contrôle des prix pour s'affranchir des difficultés d'introduction ultérieure de leurs produits sur d'autres marchés. De la même manière, les lancements dans les pays européens à bas prix sont retardés du fait de la légalisation des importations parallèles. Ces résultats laissent penser que la réglementation des prix dans un pays affecte non seulement l'entrée dans d'autres pays mais peut aussi influer sur les stratégies des entreprises nationales.

Dans le cadre de sa contribution au débat sur l'effet des réglementations – en particulier le contrôle des prix, Kyle examine leur effet sur la structure des marchés pharmaceutiques dans un pays et sur les stratégies que peuvent adopter les entreprises ayant leur siège dans les pays réglementés. Ce sujet est d'autant plus d'actualité que plusieurs États américains ainsi que le gouvernement fédéral mettent en place ou envisagent le recours au contrôle des prix pour contenir les dépenses pharmaceutiques ; des propositions ont même été faites pour importer des médicaments du Canada. Le contrôle des prix retarde ou réduit la probabilité de lancement dans les pays qui l'impose, et ses effets se répercutent sur d'autres marchés. Le contrôle des prix semble non seulement avoir des effets différents sur les entreprises selon qu'elles sont nationales ou étrangères mais aussi il semble constituer un frein aux lancements internationaux de nouvelles molécules. Un des effets pervers de cette mesure visant à maintenir des prix bas pourrait être la réduction du nombre de produits innovants disponibles dans un avenir proche.

Danzon et al. analysent, en 2005, l'effet de la régulation des prix sur le lancement de nouvelles molécules. Il est établi que les prix faibles appliqués dans un pays peuvent avoir des retombées économiques sur un autre marché – à travers le commerce parallèle ou le référencement externe. Les laboratoires peuvent donc préférer des délais de lancement plus importants ou s'abstenir du lancement de leurs produits plutôt que d'accepter un prix relativement bas, particulièrement pour les médicaments à grand volume, pour lesquels le commerce parallèle serait plus important. Danzon et al. se concentrent sur des médicaments à fort potentiel et à visée mondiale, à savoir, 85 nouvelles entités chimiques (NCE) lancées au Royaume-Uni ou aux États-Unis sur le marché ambulatoire entre 1994 et 1998. Les 25 pays étudiés représentent les principaux marchés mondiaux, dont 14 pays de l'UE. Il y a 1167 lancements observés, soit environ 55% de la totalité. Les États-Unis sont en tête avec 73 lancements, suivis par l'Allemagne (66) et le Royaume-Uni (64). Seules 13 NCE sont lancés au Japon, 26 au Portugal et 28 en Nouvelle-Zélande. Leurs résultats sont cohérents avec les publications précédentes. En effet, les pays présentant peu de lancements ont un délai de lancement moyen plus long. Par ailleurs, le prix et la taille du marché convoité constituent deux paramètres réduisant considérablement le délai de lancement – avec un effet plus important pour le prix. Enfin, les caractéristiques de l'entreprise, en particulier le lancement dans son pays d'origine et son expérience mondiale, réduisent d'autant les délais de lancement. Ces résultats suggèrent donc que les pays avec des prix attendus plus bas ou une taille de marché plus faible connaissent des délais allongés dans l'accès aux nouveaux médicaments. La question de l'impact de ces retards sur la santé des consommateurs, l'utilisation d'autres services médicaux ou les dépenses totales de santé n'est pas abordée.

Nous avons vu que certains auteurs ont étudié le prix de commercialisation d'un produit et que d'autres se sont penchés sur leur date de commercialisation. Mais jusqu'alors l'association de ces paramètres ainsi que l'influence des régulations nationales sur ces éléments n'avait pas encore fait l'objet d'une quelconque étude.

Note : Certains des pays cités ont une approche spécifique ; le Japon, qui a une population possédant des caractéristiques enzymatiques spécifiques, a une attitude traditionnelle très protectioniste et exige un développement clinique complet avec des volontaires sains et des patients japonais. Le Portugal a des prix très bas et la Nouvelle Zélande possède un petit marché, et un processus d'enregistrement complexe.

2.3. MISE EN EVIDENCE DE L'INTERDEPENDANCE DU PRIX ET DE LA DATE DE COMMERCIALISATION DANS L'ARTICLE DE VERNIERS ET AL. (2011)

L'article de Verniers, Croux et Stremersch publié en 2011 met ces deux paramètres en perspective pour la première fois. Il examine l'association entre calendrier et prix de lancement ainsi que la manière dont la réglementation affecte ces deux décisions. En terme de calendrier de lancement, ces auteurs considèrent le délai de commercialisation qui est la différence en mois entre le premier lancement mondial et le lancement ultérieur dans un pays spécifique. Ils réunissent les délais de commercialisation de lancement et les prix mensuels de 58 nouveaux médicaments dans 29 catégories thérapeutiques lancés dans 50 pays développés ou en développement (voir également Burgess et Steenkamp, 2006). Cela représente un ensemble riche en données sur deux niveaux : molécule et pays. Ils élaborent simultanément une équation du délai de commercialisation et une équation du prix de lancement, afin de mettre en évidence le caractère endogène de ces décisions.

Ils concluent que le prix de lancement a un effet en forme de U sur le délai de commercialisation, alors que ce dernier a un effet en forme de U inversé sur le prix de lancement. Le lancement le plus rapide se produit lorsque le prix de lancement est modérément élevé, et le prix le plus élevé est atteint pour un délai de commercialisation d'environ 85 mois, soit 7 ans et 1 mois (voir Figure 15 page 57). Ils constatent également que les autorités de santé adoptent une position stratégique, en allongeant ce délai à mesure que le prix est élevé.

La règlementation a un effet important sur ces paramètres : elle allonge le délai de commercialisation, retardant ainsi la date de lancement. En revanche, chose surprenante, ils ne peuvent affirmer qu'elle influe directement sur les prix de lancement. Cependant, la règlementation – plutôt que d'affecter les prix de lancement – permettrait aux autorités de santé de réduire les prix plus rapidement dans le cycle de vie du médicament ; en 2009, Stremersch & Lemmens en fournissent la preuve en partant du modèle de prix qu'ils observent en Belgique, au Canada, en Allemagne, en Suisse, au Royaume-Uni, et aux Etats-Unis.

43

Les résultats présentés par Verniers, Croux et Stremersch ont pour base un large échantillon de nouveaux médicaments pharmaceutiques, d'où l'intérêt représenté pour les entreprises et les organismes de réglementation. Ce modèle permet d'anticiper des situations nouvelles, telles que l'impact d'un retard sur l'entrée d'un nouveau médicament et son prix de lancement. Ces informations sur le délai de commercialisation et le prix de lancement ainsi que leur interconnexion permettent de mieux appréhender les décisions de lancement de nouvelles molécules à l'international. Cette étude fournit également des analyses de politiques publiques avec des preuves plus quantitatives sur ces deux paramètres à travers un large échantillon de pays et de catégories thérapeutiques de médicaments.

Nous allons dans un premier temps analyser les variables et les hypothèses émises par Verniers, Croux et Stremersch avant de procéder à quelques simulations qui nous permettront de mieux comprendre quelles sont les variables clés dans les décisions de lancement à l'international.

PARTIE 3 : MODELE, SIMULATION ET RESULTATS DES FACTEURS INFLUENCANT LE PRIX DE LANCEMENT ET LE DELAI DE COMMERCIALISATION DES MEDICAMENTS

3.1. MODELE ET HYPOTHESES DEVELOPPES PAR VERNIERS ET AL (2011)

3.1.1. L'INTERDEPENDANCE ENTRE PRIX ET DELAI DE COMMERCIALISATION

3.1.1.1. EFFET DE LP_{IJ} SUR LW_{IJ}

Nous allons à présent étudier l'impact sur le prix de lancement (LP_{ij}) et le délai de commercialisation (LW_{ij}) des 20 variables décrites par Verniers et al. et formuler 8 hypothèses. Les variables sont présentées dans le Tableau 11 page 72 et les hypothèses sont reprises dans le Tableau 7 page 68.

Considérons maintenant l'impact du prix de lancement sur la fenêtre de lancement. Si le prix de lancement d'un nouveau médicament est élevé, ce médicament représente (toute chose étant égale par ailleurs) une opportunité plus intéressante pour le laboratoire que si le prix est faible. En conséquence, les laboratoires tenteront un lancement rapide du médicament afin de maximiser leur valeur actualisée nette (VAN) des flux futurs. La VAN est un outil d'évaluation prévisionnel permettant de juger de l'opportunité d'entreprendre un investissement.

On retrouve cet argument dans les articles de Giaccotto, Santerre, & Vernon (2005), Gregson et al. (2005) et Ridley (2007) qui précisent que des prix bas sont préjudiciables au lancement mondial de nouvelles molécules.

Comme nous l'avons vu précédemment, les laboratoires savent qu'un lancement rapide dans les pays à bas prix pourrait les desservir, en entrainant une baisse du prix du médicament dans les pays à prix élevé.

Les autorités de santé quant à elles – toute chose étant égale par ailleurs – pourraient être peu disposées au lancement de nouveaux médicaments avec l'augmentation de leur prix. Les préoccupations relatives à l'augmentation des budgets de santé, sont actuellement vives. De plus, les budgets de santé sont sous la pression supplémentaire du vieillissement de la population dans les pays développés et de l'augmentation de la population dans la plupart des pays en développement. Ces pressions supplémentaires freinent les autorités de santé à fournir un accès au marché rapide pour les médicaments onéreux.

Ainsi, les autorités de santé pourraient assouplir l'impact des médicaments les plus chers en retardant leur entrée, soit en négociant le prix purement et simplement, soit en durcissant les procédures d'accord pour les médicaments les plus coûteux.

Etant donné les intérêts opposés entre laboratoires et autorités de santé, une relation curvilinéaire entre prix de lancement et date de lancement – le plus rapidement à un prix modéré – semble la plus appropriée. En effet, un prix faible serait inacceptable pour le laboratoire, de même qu'un prix trop élevé le serait pour les autorités de santé. Dans les deux cas, les protagonistes chercheraient à ralentir la procédure de lancement afin de contraindre l'autre partie. « Laboratoires et autorités de santé s'aligneront sur un lancement rapide si le prix est modéré. » (McAlister, Bazerman, and Fader, 1986). Dès 1986, ces auteurs considéraient que des objectifs ambitieux mais réalistes conduisent à une solution intégrée pour les deux protagonistes.

L'Hypothèse 1 (H1) stipule donc que le prix de lancement suit une courbe en U sur la fenêtre de lancement.

3.1.1.2. *Effet de LW_{IJ} sur LP_{IJ}*

Il faut maintenant considérer l'effet que le délai de commercialisation pourrait avoir sur le prix de lancement. Comme nous l'avons vu précédemment, les molécules reçoivent un brevet de protection pour une durée de 20 ans, ce qui leur laisse en moyenne 11 ans de commercialisation. Les laboratoires pharmaceutiques opérant dans un contexte international lancent leurs produits à des moments différents selon la régulation et les procédures du pays ou leur attrait pour un marché. Plus le délai de commercialisation augmente, plus la date d'expiration du brevet approche et plus le laboratoire cherchera à obtenir un prix élevé pour compenser le temps passé.

Les autorités de santé ont une réaction autre. Au fil du temps, les médicaments perdent de leur nouveauté. Les alternatives des génériques augmentent ainsi à l'approche de l'expiration du brevet. Par ailleurs, de nouvelles études peuvent toujours remettre en cause l'efficacité du médicament ou bien révéler d'importants problèmes de sécurité. (Vioxx$^®$, Isoméride$^®$, Médiator$^®$)

Ainsi, la « Willingness To Pay » (WTP) – montant maximum qu'une personne est prête à payer, sacrifier ou échanger pour recevoir un bien – des autorités pourrait décroitre avec le temps. Les laboratoires doivent être capables de déduire la WTP des autorités de santé pour chaque médicament, sachant qu'elle varie selon les pays, les médicaments, mais surtout dans le temps.

– Avec un délai de commercialisation court, le laboratoire accepterait aisément un prix de lancement plus faible puisque le médicament jouira d'une longue vie sous protection. Ainsi, le laboratoire commencera à récupérer immédiatement ses investissements en R&D.

– Avec un délai de commercialisation modéré, le laboratoire pourrait toujours profiter du brevet si le prix est suffisamment élevé pour compenser les dépenses liées à l'accès au marché.

– Pour un délai de commercialisation important, la référence des autorités de santé serait le prix des génériques. Le laboratoire, lui aussi, devra se mettre en « mode générique », puisque ses molécules proches de l'expiration devront se préparer à l'arrivée de la concurrence. Ainsi, sur une fenêtre de lancement très longue, les deux parties s'aligneront facilement sur un prix relativement bas, en prélude à la concurrence des génériques.

En combinant ces arguments, il semble opportun que le délai de commercialisation suive le prix de lancement sur une courbe de type $1/x^2$ – maximum à un délai de commercialisation modéré.

3.1.2. LES EFFETS DE LA REGULATION DU PRIX ET DU DELAI DE COMMERCIALISATION

Afin de contrôler leurs dépenses pharmaceutiques, certains pays proposent différentes formes de restrictions, qui peuvent affecter soit le prix, soit le délai de commercialisation.

Nous allons détailler les différentes formes de restriction et leur éventuel impact sur ces deux paramètres : prix de lancement et délai de commercialisation.

3.1.2.1. REGULATION DES PRIX GROSSISTES OU FABRICANTS

La première mesure de régulation considérée est l'existence ou l'absence de contrôle des prix du fabricant. Cette mesure consiste en un plafonnement du prix des médicaments vendus par les fabricants aux grossistes. Danzon et al. expliquent, en 2005, que l'administration de santé publique d'un pays détermine un prix maximum appelé aussi prix de réservation qu'un fabricant peut facturer.

La Belgique, la Grèce et le Portugal sont des pays dans lesquels ces procédures ont cours. Ces mesures tendent à diminuer l'accès au marché par le ralentissement des négociations de prix entre autorités de santé et fabricants.

Les évidences dans la littérature concernant les conséquences de ce type de contrôle sont mitigées. En effet, Mossialos et al. établissent, en 2004, sans tests empiriques, que les pays possédant de tels contrôles sont plus susceptibles d'avoir un prix de lancement plus faible que les pays libres de ces mesures. Danzon & Chao (2000b) montrent, avec un échantillon de 7 pays à l'appui, que le prix d'un médicament décroit plus vite avec son âge dans les pays qui appliquent la régulation fabricant que dans les autres. Ekelund & Persson (2003) et Lu & Comanor (1998) concluent, quant à eux, que le prix de lancement d'un médicament n'est pas plus faible dans un pays ayant adopté cette mesure.

L'hypothèse 3 (H3) énonce que les nouveaux médicaments sont lancés plus tardivement (H3a) à un prix inférieur (H3b) dans les pays appliquant la régulation des prix fabricant.

3.1.2.7. REGULATION DU PROFIT

Les gestionnaires de politiques publiques peuvent aussi influencer indirectement le prix des molécules en restreignant les profits des laboratoires. L'auteur S. Jacobzone explique, en 2000, que dans un tel système réglementaire, les laboratoires sont libres de fixer leurs propres prix mais sans excéder un profit plafonné.

Un exemple de pays utilisant cette règlementation est le Royaume-Uni, pays dans lequel, précise Borell, en 1999, « le gouvernement négocie avec chaque laboratoire leur profit maximum. »

En 1998, Chandy and Tellis établissent que la contribution des nouveaux produits dans le profit global est importante. Wuyts, Dutta, and Stremersch rajoutent, en 2004, que les nouveaux médicaments augmentent la rentabilité des laboratoires.

Bien qu'ancien, l'article de Rapp and Lloyd publié en 1994 va dans le même sens, expliquant que les laboratoires préfèrent maintenir des médicaments matures plutôt que lancer des nouvelles molécules dans les marchés sous régulation de profit.

Ainsi, si les laboratoires décident d'intégrer ces marchés, ils devront adopter des prix de telle sorte que le profit seuil négocié avec les autorités de santé ne soit pas dépassé. Dans le cas contraire, les laboratoires se verront infliger des amendes afin qu'ils baissent leur prix

L'hypothèse 4 (H4) formule que les nouveaux médicaments seront lancés plus tard (H4a) et avec un prix inférieur (H4b) dans les pays régulant le profit des laboratoires.

3.1.2.3. PRIX DE REFERENCE CROISE ENTRE PAYS

Avec ce troisième type de restriction, les autorités de santé demandent au fabricant de fournir des informations comparatives du prix du médicament dans d'autres pays sélectionnés. Dukes, Haaijer-Ruskamp, de Jonckheere, et Rietveld montrent, en 2003, que les autorités de santé utilisent ces informations pour en plafonner le prix.

L'Autriche est l'exemple d'une telle régulation : le gouvernement demande aux laboratoires leur prix fabricant dans des pays similaires.

La comparaison des prix entre les différents pays constitue un frein pour les laboratoires pharmaceutiques inquiets des retombées économiques suite au lancement de médicaments à faible prix sur d'autres marchés.

Hunter nous enseigne, en 2005, que le prix de référence peut avoir des effets contre intuitifs : tout d'abord, quand un pays applique le prix de référence, les laboratoires essaient d'entrer tôt dans ce marché afin de minimiser le nombre de pays de référence. Par ailleurs, cette mesure est susceptible d'augmenter les prix : en effet, les autorités de santé qui cherchent un accès rapide au marché, auront une « Willingness To Pay » supérieure et accepteront des prix plus élevés. Ainsi, la chance pour un pays de référence d'avoir un prix élevé – plutôt qu'un prix bas – est plus importante en début de cycle plutôt qu'en fin de celui-ci.

Par conséquent, l'hypothèse 5 (H5) exprime que les nouveaux médicaments seront introduits plus tôt (H5a) et avec un prix plus élevé (H5b) dans les pays qui pratique le prix de référence.

3.1.2.4. PRIX DE REFERENCE THERAPEUTIQUE

Le prix de référence thérapeutique correspond à la présence ou l'absence d'un système de classification des produits en groupes fondés sur leurs similarités thérapeutiques (Danzon et Furuwukawa, 2003). Les autorités de santé fixent un prix de référence pour chaque groupe en retenant le médicament le plus économique. Si le prix fabricant est fixé au-dessus de ce prix de référence, le patient devra payer un supplément. Le prix de référence thérapeutique diffère du contrôle des prix fabricant en ce qu'il ne concerne pas le prix d'un médicament mais le taux de remboursement de celui-ci (Dukes et al. 2003). L'Allemagne, les Pays-Bas et la Nouvelle Zélande pratiquent une telle réglementation.

Danzon et Furukawa affirment, en 2003, qu'une telle mesure crée une pression sur les prix : si les médicaments sont plus chers que le prix de référence, les patients devront payer une participation, les rendant ainsi moins intéressants. C'est aussi ce qu'ont démontré Danzon et Ketcham, en 2003, en soulignant que les prix sont plus faibles dans les pays ayant adopté cette mesure.

Le prix de référence thérapeutique retarde d'autant l'accès au marché que les procédures administratives exigent l'examen des similarités thérapeutiques.

L'hypothèse 6 stipule que les nouveaux médicaments introduits dans ces marchés verront leur lancement retardé et leur prix diminué.

3.1.2.5. PREUVES PHARMACO-ECONOMIQUES

Les autorités de santé peuvent exiger des laboratoires de fournir des preuves pharmaco-économiques avant de supporter le coût de leurs nouvelles molécules (Dickson, Hurst et Jacobzone, 2003).

Les régulateurs analysent ces données étayées par des analyses coût-bénéfice et coût-efficacité afin de déterminer un prix juste. Dukes et al relèvent, en 2003, que l'Australie utilise un système très élaboré d'analyses de preuves pharmaco-économiques. Plus récemment, le NICE et l'IQWIG, homologues anglais et allemand de la HAS, ont publiés les détails sur leurs méthodologies de l'HTA (Health Technology Assessment = évaluation des interventions de soin).

Ces obligations s'accompagnent de preuves cliniques de gains thérapeutiques réclamées par la FDA et l'EMA, des preuves de coût-efficacité de la molécule au sein de la population locale qui doivent être en conformité avec les procédures administratives, souvent complexes. Ainsi, Wilking et Jönsson remarquent, en 2005, que ces obligations retardent autant l'accès au marché que le prix de référence thérapeutique. Par ailleurs, Stremersch et Van Dyck soulignent, en 2009, que les prix sont plus élevés dans les pays utilisant une telle réglementation, les molécules devant démontrer une plus grande efficacité par des preuves cliniques.

Ainsi, l'hypothèse 7 énonce que les nouveaux médicaments sont introduits plus tardivement et avec un prix plus élevé dans les pays exigeant des preuves pharmaco-économiques.

3.1.2.6. PROTECTION DU BREVET

Les pays qui imposent une règlementation protectrice des brevets sont plus attractifs pour les laboratoires en leur évitant une guerre des prix sur des produits bio-équivalents. Ainsi, par l'assurance de l'exclusivité de leurs molécules, ces pays encouragent les laboratoires à pénétrer tôt leurs marchés. Cette protection pourrait tirer les prix vers le bas ; en effet, les laboratoires, pouvant jouir d'une période d'exclusivité sous brevet, s'accorderont d'autant plus facilement sur une baisse des prix que leur période d'exclusivité sera longue.

L'hypothèse 8 mentionne que les nouvelles molécules seront introduites plus tôt et à un prix plus faible dans les pays proposant une forte protection du brevet.

L'article de Verniers, Croux et Stremersch contrôle aussi la taille du marché en incluant l'importance de la population ainsi que les dépenses de santé *per capita*. Un marché large est plus attractif pour les laboratoires : ils tenteront d'obtenir un délai de commercialisation faible mais seront en revanche réticents à baisser leur prix, car cela pourrait avoir un effet négatif sur les profits anticipés. Aussi, les autorités de santé s'empresseront-elles d'accorder volontiers les autorisations nécessaires pour un produit qui pourrait soigner un grand nombre de patients.

Par ailleurs, les laboratoires se tourneront davantage vers les pays ayant des dépenses de santé *per capita* importantes en raison de leur attitude positive envers les nouvelles molécules. Ces pays seront cependant plus réfractaires dans l'acceptation d'un délai de commercialisation court (Comanor et Schweitzer, 2007).

Un second jeu de variables correspond à la culture nationale d'un pays, pour laquelle nous utilisons les dimensions d'Hofstede (1980 et 2001) : le contrôle de l'incertitude, la dimension masculine/féminine, l'individualisme/collectivisme, et la distance hiérarchique. Un cinquième facteur a été récemment mis en avant mais il n'est pas repris dans l'article de référence. Aussi, le laisserons-nous volontairement de côté.

L'acceptation ou le contrôle de l'incertitude désigne le « degré de tolérance qu'une culture peut accepter face à l'inquiétude provoquée par les évènement futurs » (exemple : plan vigipirate, principe de précaution). Hofstede déclare en 2001 que les membres d'une culture averse au risque montrent une subjectivité des perceptions de santé plus faible que les cultures ayant un degré d'aversion au risque faible. En d'autres termes, les questions de santé les préoccupent. Cette faible subjectivité encourage les régulateurs de santé à accélérer le délai de commercialisation des nouveaux médicaments en se montrant moins sourcilleux sur le prix, quitte à accepter le remboursement à un tarif supérieur.

La distance hiérarchique est le « degré d'acceptation culturelle des inégalités de statuts et de pouvoir entre les individus. » Ce facteur mesure le respect des individus vis-à-vis de leur hiérarchie et de l'autorité. Ainsi, les membres d'une culture riche en distance hiérarchique perçoivent un plus grand niveau d'inégalité de pouvoir entre eux et la partie la plus puissante. Hofstede explique, en 2001, que ces sociétés sont souvent bureaucratiques. Par conséquent, nous pouvons nous attendre à un délai de commercialisation plus long. En revanche, il semble difficile d'estimer cet effet sur le prix de lancement.

L'individualisme et le collectivisme expriment le « degré de liberté d'un individu par rapport à un groupe : autonome, solidarité, attachement aux valeurs communautaires – amitié ou famille par exemple. » Hofstede fait valoir, en 2001, que les membres d'une culture individualiste dépensent plus en soins de santé. Ainsi, un délai de commercialisation plus court et un prix de lancement plus élevé seront attendus dans ces pays.

La dimension masculine/féminine détermine d'une part la sensibilité d'une société à des facteurs émotionnels (féminin) ou factuels (masculins) et d'autre part le rôle des sexes au sein de son organisation. En 2001, Hofstede déclare que les sociétés masculines sont caractérisées par une affirmation de soi plus marquée (versus nurturance). Weber, Roberts et McDougall ajoutent, en 2000, que ces sociétés perçoivent un besoin moindre en soins de santé, sauf cas d'extrême nécessité. Ainsi, les autorités de santé des sociétés masculines seraient plus réticentes à accorder un accès au marché rapide et montreraient une WTP inférieure, particulièrement pour les médicaments destinés à traiter des maladies non mortelles.

3.1.2.7.3. CONCURRENCE, MARCHE DOMESTIQUE, ETE, EMA ET CATEGORIE THERAPEUTIQUE

Dans un troisième temps, nous évaluons la concurrence à laquelle une molécule doit faire face dans sa catégorie. Plus il y a de concurrents dans une catégorie, plus le laboratoire se doit de lancer son médicament rapidement afin d'assurer l'adoption de patients nouvellement diagnostiqués. Les articles d'Ekelund et Persson (2003) et de Lu et Comanor (1998) soulignent que les régulateurs subissent moins de pression concernant l'accès au marché voyant ainsi leur pouvoir de négociation décuplé. En accord avec Chintagunta et Desiraju (2005), nous pouvons donc nous attendre à observer un effet négatif de la compétition sur les prix.

Intéressons-nous au lancement d'un nouveau médicament sur son marché domestique. Kyle souligne en 2006 que la familiarité (besoins thérapeutiques, familiarité avec les régulateurs, favoritisme) des laboratoires avec leur marché domestique leur assure un lancement plus rapide avec un prix plus élevé.

Par ailleurs, deux covariables supplémentaires pourraient avoir un effet sur le délai de commercialisation : le lancement des médicaments en été et dans la zone régie par l'EMA. Sietsema souligne, en 2006, que les autorisations de mise sur le marché suivent une tendance saisonnière se situant autour de l'été. De plus, bien que l'accès au marché et les négociations de prix soient gérés au niveau local, le process d'autorisation de mise sur le marché en Europe est centralisé. La date de commercialisation étant co-déterminée par un comité scientifique, les pays membres de l'EMA auront des délais de commercialisation assez similaires (écart-type entre 6 mois et 2 ans, du Danemark à la Belgique), contrairement aux pays non membres. Des délais de commercialisation plus courts sont donc attendus pour les pays membres sans répercussion sur les prix de lancement, fixés au niveau local. D'ailleurs, l'existence d'un commerce parallèle souligne l'absence d'uniformisation des prix au sein de l'EMA, malgré la centralisation des procédures (Danzon, 1998) qui ne concerne que les aspects médicaux du dossier d'enregistrement, les états membres conservant leur souveraineté en matière financière et fiscale.

Deux dernières covariables pourraient avoir un effet sur le prix de lancement : le dosage journalier et le taux d'inflation ; ces variables sont ajoutées afin de réduire les biais du prix de lancement. Le prix d'un médicament comportant une dose journalière faible définie en gramme, serait proportionnellement plus élevé que le prix d'un médicament pour lequel les patients absorberaient une dose plus importante. La raison invoquée est que les autorités de santé et les laboratoires négocient un prix global censé représenter le coût total de la thérapie, et ce, indépendamment du dosage. Cela est lié aux faibles coûts variables du principe actif (exemple : production). Quant au taux d'inflation, il est pris en compte dans un but d'harmonisation des prix.

Enfin, nous incluons des variables muettes de catégorie thérapeutique. L'inclusion de ces catégories à effets fixes est en ligne avec les recherches antérieures de Danzon et al (2005) ou Kyle (2007). Gregson et al reconnaissent en 2005 que l'importance des aires thérapeutiques d'un pays affecte le prix d'une nouvelle molécule mais aussi sa date de commercialisation. Par exemple, l'aire thérapeutique « dysfonction érectile » pourra être jugée importante par les régulateurs du pays A alors qu'elle pourrait être évaluée comme faible par les régulateurs du pays B.

3.1.3. RESULTATS DES HYPOTHESES ET DES VARIABLES ETUDIEES SUR LE PRIX DE LANCEMENT ET LE DELAI DE COMMERCIALISATION

3.1.3.1. PRESENTATION DE L'EFFET DE LP_{IJ} SUR LW_{IJ}

Conformément à l'hypothèse 1, la figure ci-dessous montre que, en moyenne, la fenêtre de lancement est la plus courte à Ln (prix de lancement) = 8,63 (écart-type de 1,08). Cela signifie que la fenêtre de lancement est la plus courte quand le prix de lancement est de 53% supérieur au prix le plus bas.

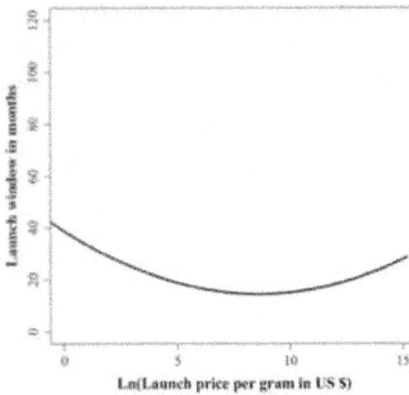

Source : Verniers et al. (2011). The global entry of new pharmaceuticals

Figure 15 - Effet du prix de lancement sur le délai de commercialisation

L'effet de la réglementation des prix fabricant n'est pas significatif sur la fenêtre de lancement, même s'il a le signe positif attendu (H3a). De la même manière, l'effet de la réglementation des prix fabricant n'est pas significatif sur le prix de lancement, même s'il a le signe négatif attendu.

Comme nous l'avions pressenti, la réglementation des profits a une influence positive sur la fenêtre de lancement (H4a) et une significativité forte. Cependant, cette réglementation n'est pas significative sur le prix de lancement même si elle a le signe négatif attendu (H4b).

L'effet du prix de référence croisé entre pays n'est pas significatif sur la fenêtre de lancement, même si elle a le signe attendu (H5a). Il en est de même pour le prix de lancement (H5b).

Les pays utilisant le prix de référence thérapeutique et les preuves pharmaco-économiques connaissent un délai de commercialisation allongé (H6a et H7a) avec une significativité modérée ($p<0,05$ et $p<0,10$). En revanche, les pays dans lesquels la protection du brevet (significativité forte) est importante, voient leur délai de commercialisation raccourci.

Nous allons à présent aborder les résultats des autres variables : les lancements se produisent plus tôt dans les pays dotés d'une population importante (significativité modérée), alors que les dépenses de santé *per capita* les retardent de manière très significative. Les variables d'Hofstede, toutes très significatives, nous apprennent que les pays averses au risque et individualistes ont un délai de commercialisation plus court, contrairement aux sociétés masculines et riches en distance hiérarchique qui voient leur délai de commercialisation allongé. Le niveau de concurrence de l'aire thérapeutique n'influence pas significativement le délai de commercialisation. Enfin, les laboratoires lancent leurs nouvelles molécules plus rapidement sur leur marché domestique, en été, et s'ils appartiennent à la zone EMA.

3.1.3.1. PRÉSENTATION DE L'EFFET DE LW_{IJ} SUR LP_{IJ}

Focalisons-nous à présent sur les résultats de l'équation affectant le prix de lancement. La figure ci-contre présente les résultats et montre qu'un délai de commercialisation de 85 mois (écart-type de 17 mois) est associée au prix de lancement le plus élevé. Cette fenêtre de lancement de 7 ans est cohérente au regard de la littérature publiée sur le sujet.

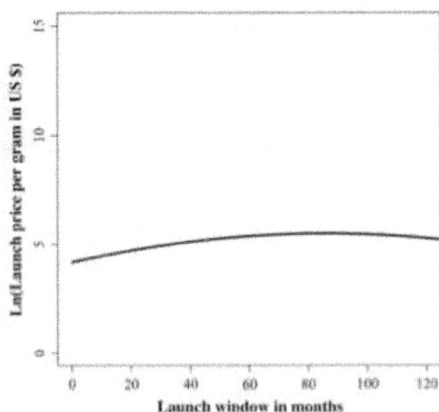

Source : Verniers et al. (2011). The global entry of new pharmaceuticals

Figure 16 - Effet du délai de commercialisation sur le prix le lancement

Grabowski et Kyle estiment, en 2007, qu'en raison du décalage entre la recherche initiale sur un composé qui pourrait devenir un médicament et le moment où le médicament pénètre réellement le marché, la période d'exclusivité moyenne est d'environ 11 ans, avec une grande variance autour de cette valeur.

Après 7 ans, les laboratoires pharmaceutiques et les régulateurs de santé s'accordent souvent sur des prix plus bas pour les raisons que nous avons vues précédemment. Fait intéressant, le prix de lancement diminue modérément entre 7 et 11 ans après le lancement. Cela est dû à la sélection des médicaments lancés au cours de la fenêtre de données utilisée par les auteurs sur une période de 12 ans ; elle correspond à la plus longue durée de stockage des données d'IMS Health (la baisse au-delà de 7 ans aurait été plus importante si l'IMS avait accès à des données antérieures).

Stremersch et Lemmens (2009) et Ekelund et Persson (2003) affirment que les prix de lancement sur les marchés réglementés et non-réglementés sont proches, tout en précisant que les prix de lancement sur les marchés réglementés baissent plus rapidement. Il semblerait que les régulateurs mettent en place ces restrictions réglementaires pour contenir le prix des médicaments matures, plutôt que celui des nouveaux médicaments. Le manque d'information disponible lors du lancement d'une nouvelle molécule aide peu les régulateurs dans la limitation des profits ou des prix : les données pharmaco-économiques s'enrichissent dans le temps avec les nouvelles études à paraître. Les profits futurs sont donc prévisionnels et incertains, dépendant principalement de la manière dont le nouveau médicament va se banaliser dans les pratiques quotidiennes des médecins.

Quelques variables jouent cependant un rôle significatif ; les lancements atteignent un prix plus élevé dans les pays peuplés. Aucun effet concernant les dépenses de santé ne peut cependant être démontré : une WTP généreuse d'un pays soucieux de fournir des soins de qualité à ses citoyens, couplée à une pression grandissante sur les budgets, pourraient s'annuler mutuellement. De plus, aucune significativité des dimensions d'Hofstede ne peut être mise en avant.

La concurrence tire le prix de lancement vers le bas.

Les laboratoires obtiennent des prix plus élevés sur leur marché domestique.

Comme prévu, le prix en gramme est d'autant plus faible que le dosage journalier est élevé.

3.2. SIMULATION DES DONNEES A L'AIDE DU LOGICIEL R

Devant la difficulté rencontrée dans la recherche de données – nombreux mails et appels sans réponses – liée vraisemblablement à un souci de confidentialité pour les laboratoires, ainsi qu'au prix exorbitant des bases de données que proposent les entreprises spécialisées, telles que CEGEDIM, nous décidons de finaliser ce travail par un exercice de simulation réalisé à l'aide du logiciel R.

R est un « langage de programmation dont le but est de traiter et organiser des jeux de données afin de pouvoir y appliquer des tests statistiques plus ou moins complexes avant de les représenter graphiquement. »

3.2.1. DEMARCHE SUIVIE POUR SIMULER LES DONNEES

Par « jeux de données », nous entendons la simulation des différentes variables décrites dans l'article de Verniers, Croux et Stremersch relatives au lancement d'un médicament i dans un pays j. Par exemple, le pays j, d'une population de 90 284 270 habitants, ayant une dépense de santé de 1671$ par habitant, ne pratique pas la régulation des profits etc. Pour chaque « jeu de données », nous obtiendrons ainsi un couple LW_{ij}/LP_{ij}.

Nous ferons varier ensuite chacune des variables d'un pourcentage suffisamment important pour être significatif afin de comprendre leur impact sur le couple LP_{ij} et LW_{ij}.

Cette opération, répétée n fois, nous permettra d'obtenir non seulement n « jeux de données » et n couples LW_{ij}/LP_{ij} mais aussi n impacts sur le couple LW_{ij}/LP_{ij} après variation des variables. Nous réaliserons alors une moyenne des variations pour chaque modulation de variable, ce qui nous permettra d'en juger l'impact sur le couple LW_{ij}/LP_{ij}.

En résumé, nous allons, tout d'abord, créer une base de données correspondant aux caractéristiques de lancement de différents médicaments expliquées dans l'article de Verniers, Croux et Stremersch. Puis, une série de tests statistiques nous permettra de déterminer quelles sont les variables clés lors du lancement d'un médicament et quel en est leur impact.

3.2.2. CREATION DE LA BASE DE DONNEES – EXPLICATIONS MATHEMATIQUES

Nous remarquons qu'il nous est impossible de simuler des données en se fondant sur les équations telles quelles : en effet, nous devons obtenir LP_{ij} uniquement en fonction de LW_{ij} et inversement.

En réalisant une substitution entre les deux équations présentées dans l'article « The global entry of new pharmaceuticals : A joint investigation of launch window and launch price », nous séparons les variables dépendantes pour obtenir deux équations à deux inconnues qui sont toutes les deux des polynômes de degré 4. Nous pourrons alors résoudre ces équations sous R avec ce que l'on appelle un code : ce code présentera l'avantage non seulement de simuler un jeu de données (c'est-à-dire des données statistiquement valides, compte tenu des paramètres indiqués) mais aussi de faire varier les variables clés afin d'en comprendre leur impact sur LW_{ij} et LP_{ij}.

Conformément à l'explication précédente, nous partons des deux équations :
-   l'équation 1 décrit LW_{ij} : la Launch Window de la molécule i dans le pays j – la Launch Window ou « délai de commercialisation » étant la différence en mois entre le premier lancement mondial et le lancement dans un pays spécifique j.
-   l'équation 2 présente LP_{ij} : le Launch Price ou prix de lancement de la molécule i dans le pays j.
-

(1) $LW_{ij} = \delta_0 + a_1 LP_{ij} + a_2 LP2_{ij} + \phi_1 vLP + \delta_1 REGPRICECONTROL_j + \delta_2 REGPROFIT_j + \delta_3 REGCROSS_j + \delta_4 REGREF_j + \delta_5 REGPHARMACO_j + \delta_6 REGPATENT_j + \delta_7 POP_j + \delta_8 HEALTHEXP_j + \delta_9 UAL_j + \delta_{10} MAS_j + \delta_{11} IDV_j + \delta_{12} PDI_j + \delta_{13} COMP_{ij} + \delta_{14} HOME_{ij} + \delta_{15} SUMMER_{ij} + \delta_{16} EMEA_j + \Sigma \zeta_i ATC_i + \eta_{ij1}$

(2) $LP_{ij} = Y_0 + b_1 LW_{ij} + b_2 LW^2_{ij} + \theta_1 vLP + Y_1 REGPRICECONTROL_j + Y_2 REGPROFIT_j + Y_3 REGCROSS_j + Y_4 REGREF_j + Y_5 REGPHARMACO_j + Y_6 REGPATENT_j + Y_7 POP_j + Y_8 HEALTHEXP_j + Y_9 UAL_j + Y_{10} MAS_j + Y_{11} IDV_j + Y_{12} PDI_j + Y_{13} COMP_{ij} + Y_{14} HOME_{ij} + Y_{15} DDD_i + Y_{16} INFL_j + \Sigma\zeta_i ATC_i + \eta_{ij2}$

Par mesure de simplification, nous posons :

$A = \delta_1 REGPRICECONTROL_j + \delta_2 REGPROFIT_j + \delta_3 REGCROSS_j + \delta_4 REGREF_j + \delta_5 REGPHARMACO_j + \delta_6 REGPATENT_j + \delta_7 POP_j + \delta_8 HEALTHEXP_j + \delta_9 UAL_j + \delta_{10} MAS_j + \delta_{11} IDV_j + \delta_{12} PDI_j + \delta_{14} HOME_{ij} + \Sigma\zeta_i ATC_i + \eta_{ij1}$

$B = Y_1 REGPRICECONTROL_j + Y_2 REGPROFIT_j + Y_3 REGCROSS_j + Y_4 REGREF_j + Y_5 REGPHARMACO_j + Y_6 REGPATENT_j + Y_7 POP_j + Y_8 HEALTHEXP_j + Y_9 UAL_j + Y_{10} MAS_j + Y_{11} IDV_j + Y_{12} PDI_j + Y_{13} COMP_{ij} + Y_{14} HOME_{ij} + Y_{15} DDD_i + Y_{16} INFL_j + \Sigma\zeta_i ATC_i + \eta_{ij2}$

Nous avons donc :

(1) $LW_{ij} = \delta_0 + a_1 LP_{ij} + a_2 LP^2_{ij} + A$

(2) $LP_{ij} = Y_0 + b_1 LW_{ij} + b_2 LW^2_{ij} + B$

Nous devons considérer uniquement les coefficients significatifs (2* et 3*) pour obtenir un intervalle de confiance de plus de 95%. Le Tableau 7 ci-dessous tiré de l'article de Croux, Verniers et Stremersch résume ces valeurs.

	Hypothesis number (hypothesized effect)	Launch window equation (LWE) Coefficient	S.E.	Sign.	Hypothesis number (hypothesized effect)	Launch price equation (LPE) Coefficient	S.E.	Sign.
nstant (δ_0,γ_0)		-41.90	5.99	***		3.19	0.86	***
unch price (α_1)		-5.65	0.80	***		/	/	
unch price*launch price (α_2)	H1 (U)	0.33	0.04	***		/	/	
unch window (b_1)		/	/			0.03	5.10×10^{-3}	***
unch window*launch window (b_2)		/	/		H2 ($\cap$)	-1.79×10^{-6}	5.89×10^{-6}	***
lectivity variable (ϕ_1,θ_1)		2.77	0.69	***		-2.32	2.81	
-manufacturer price regulation (δ_1,γ_1)	H3a (+)	3.75	2.55		H3b (−)	-0.14	0.09	
ofit control regulation (δ_2,γ_2)	H4a (+)	16.07	3.02	***	H4b (−)	-0.14	0.11	
oss-country reference pricing regulation (δ_3,γ_3)	H5a (−)	-3.44	2.45		H5b (+)	0.06	0.12	
erapeutic reference pricing regulation (δ_4,γ_4)	H6a (+)	4.19	1.92	**	H6b (−)	-0.13	0.09	
armaco-economic evidence regulation (δ_5,γ_5)	H7a (+)	3.40	1.76	*	H7b (−)	-0.03	0.09	
rength of patent protection (δ_6,γ_6)	H8a (−)	-5.96	1.89	***	H8b (−)	-0.07	0.09	
pulation size (δ_7,γ_7)		-1.98	0.79	**		0.07	0.04	*
alth expenditures per capita (δ_8,γ_8)		19.23	1.75	***		-7.37×10^{-3}	0.09	
certainty avoidance (δ_9,γ_9)		-0.20	0.06	***		-1.45×10^{-3}	2.82×10^{-3}	
asculinity (δ_{10},γ_{10})		0.25	0.05	***		-1.71×10^{-5}	2.33×10^{-3}	
dividualism (δ_{11},γ_{11})		-0.37	0.07	***		-3.62×10^{-4}	3.22×10^{-3}	
wer distance (δ_{12},γ_{12})		0.33	0.08	***		-6.04×10^{-3}	3.82×10^{-3}	
mpetition (δ_{13},γ_{13}) (reverse-scored)		2.57	2.38			0.65	0.24	***
m's home country (δ_{14},γ_{14})		-6.34	2.41	***		0.44	0.23	*
mmer (δ_{15})		-1.96	1.14	*		/	/	
EA (δ_{16})		-4.01	2.14	*		/	/	
ily dosage (γ_{15})		/	/			-3.08	0.18	***
flation (γ_{16})		/	/			9.79×10^{-3}	8.29×10^{-3}	***
iatomical therapeutic classes (ξ_i,ζ_i; $i=1...28$)				***				***
		1711				1711		
djusted R-Squared		0.26				0.66		

ificance (sign.) levels (two-sided): *: p<0.10; **: p<0.05; ***: p<0.01. S.E.: standard error

Source : Verniers et al. (2011). The global entry of new pharmaceuticals

Tableau 6 - Résultats du système d'équation (effets aléatoires)

Après simplification, nous obtenons :

$$A = \delta_2 REGPROFIT_j + \delta_4 REGREF_j + \delta_6 REGPATENT_j + \delta_7 POP_j + \delta_8 HEALTHEXP_j + \delta_9 UAL_j +$$
$$\delta_{10} MAS_j + \delta_{11} IDV_j + \delta_{12} PDI_j + \delta_{13} COMP_{ij} + \delta_{14} HOME_{ij} + \delta_{15} SUMMER_{ij} + \delta_{16} EMEA_j + \Sigma\zeta_i ATC_i$$

$$B = Y_{13} COMP_{ij} + Y_{15} DDD_i + \Sigma\zeta_i ATC_i$$

La substitution de (1) dans (2) pour obtenir LP_{ij} en fonction de LW_{ij} et la substitution de (2) dans (1) pour obtenir LW_{ij} en fonction de LP_{ij} donne les équations suivantes :

Equation LW$_{ij}$:

$$LWij = \delta_0 + a_1 (Y_0 + b_1 LW_{ij} + b_2 LW^2_{ij} + B) + a_2 (Y_0 + b_1 LW_{ij} + b_2 LW^2_{ij} + B)^2 + A$$

avec :

$$a_2 (Y_0 + b_1 LW_{ij} + b_2 LW^2_{ij} + B)^2 = a_2 Y_0^2 + a_2 (b_1 LW_{ij})^2 + a_2 (b_2 LW^2_{ij})^2 + a_2 B^2 + 2\, a_2 Y_0$$

$$b_1 LW_{ij} + 2\, a_2 Y_0 b_2 LW^2_{ij} + 2\, a_2 Y_0 B + 2\, a_2 b_1 LW_{ij} b_2 LW^2_{ij} + 2\, a_2 b_1 LW_{ij} B + 2\, a_2 b_2 LW^2_{ij} B$$

Nous obtenons après simplification :

$$LW_{ij} (1 - a_1 b_1 - 2\, a_2 Y_0 b_1 - 2\, a_2 b_1 B) - LW^2 ij (a_1 b_2 + a_2 b_1^2 + 2\, a_2 Y_0 b_2 - 2\, a_2 b_2 B) -$$

$$LW^3_{ij} (2\, a_2 b_1 b_2 - LW^4_{ij} (a_2 b_2^2) = \delta_0 + a_1 (Y_0 + B) + a_2 (Y_0^2 + B^2 + 2\, Y_0 B) + A$$

Ou

$$LW_{ij} (1 - a_1 b_1 - 2\, a_2 Y_0 b_1 - 2\, a_2 b_1 B) - LW^2_{ij} (a_1 b_2 + a_2 b_1^2 + 2\, a_2 Y_0 b_2 - 2\, a_2 b_2 B) -$$

$$LW^3_{ij} (2\, a_2 b_1 b_2) - LW^4_{ij} (a_2 b_2^2) - (\delta_0 + a_1 (Y_0 + B) + a_2 (Y_0^2 + B^2 + 2\, Y_0 B) + A) = 0$$

Cela revient à résoudre le polynôme de degré 4 :

$$\boxed{\Omega_1 LW_{ij} - \Omega_2 LW^2_{ij} - \Omega_3 LW^3_{ij} - \Omega_4 LW^4_{ij} - \Omega_5 = 0}$$

avec :

$$\Omega_1 = 1 - a_1 b_1 - 2\, a_2 Y_0 b_1 - 2\, a_2 b_1 B; \quad \Omega_2 = a_1 b_2 + a_2 b_1^2 + 2\, a_2 Y_0 b_2 - 2\, a_2 b_2 B; \quad \Omega_3 = 2\, a_2 b_1 b_2;$$

$$\Omega_4 = a_2 b_2^2; \quad \Omega_5 = \delta_0 + a_1 (Y_0 + B) + a_2 (Y_0^2 + B^2 + 2\, Y_0 B) + A$$

De la même manière, nous avons pour LP$_{ij}$

$$LP_{ij} = Y_0 + b_1 (\delta_0 + a_1 LP_{ij} + a_2 LP^2_{ij} + A) + b_2 (\delta_0 + a_1 LP_{ij} + a_2 LP^2_{ij} + A)^2 + B$$

avec :

$$b_2 (\delta_0 + a_1 LP_{ij} + a_2 LP^2_{ij} + A)^2 = b_2 \delta_0^2 + b_2 (a_1 LP_{ij})^2 + b_2 (a_2 LP^2_{ij})^2 + b_2 A^2 + 2 b_2 \delta_0 a_1 LP_{ij}$$

$$+ 2b_2 \delta_0 a_2 LP^2_{ij} + 2b_2 \delta_0 A + 2b_2 a_1 LP_{ij} a_2 LP^2_{ij} + 2b_2 a_1 LP_{ij} A + 2b_2 a_2 LP^2_{ij} A$$

ce qui donne après simplification :

$$LP_{ij} (1 - b_1 a_1 - 2 b_2 \delta_0 a_1 - 2 b_2 a_1 A) - LP_{ij}^2 (b_1 a_2 + b_2 a_1^2 - 2 b_2 \delta_0 a_2 - 2 b_2 a_2 A)$$

$$- LP_{ij}^3 (2 b_2 a_1 a_2) - LP_{ij}^4 (b_2 a_2^2) = Y_0 + b_1 (\delta_0 + A) + b_2 (\delta_0^2 + A^2 + 2 \delta_0 A) + B$$

Ou

$$LP_{ij} (1 - b_1 a_1 - 2 b_2 \delta_0 a_1 - 2 b_2 a_1 A) - LP_{ij}^2 (b_1 a_2 + b_2 a_1^2 - 2 b_2 \delta_0 a_2 - 2 b_2 a_2 A)$$

$$- LP_{ij}^3 (2 b_2 a_1 a_2) - LP_{ij}^4 (b_2 a_2^2) - (Y_0 + b_1 (\delta_0 + A) + b_2 (\delta_0^2 + A^2 + 2 \delta_0 A) + B) = K_2$$

Nous cherchons donc à résoudre :

$$\boxed{\Psi_1 LP_{ij} - \Psi_2 LP_{ij}^2 - \Psi_3 LP_{ij}^3 - \Psi_4 LP_{ij}^4 - \Psi_5 = 0}$$

avec :

$$\Psi_1 = 1 - b_1 a_1 - 2 b_2 \delta_0 a_1 - 2 b_2 a_1 A \; ; \; \Psi_2 = b_1 a_2 + b_2 a_1^2 - 2 b_2 \delta_0 a_2 - 2 b_2 a_2 A \; ; \; \Psi_3 = 2 b_2 a_1 a_2;$$

$$\Psi_4 = b_2 a_2^2 \; ; \; \Psi_5 = Y_0 + b_1 (\delta_0 + A) + b_2 (\delta_0^2 + A^2 + 2 \delta_0 A) + B$$

Pour résumer, nous sommes partis des équations présentes dans l'article de Verniers, Croux et Stremersch, avons effectué une substitution, avant de les simplifier, pour obtenir 2 polynômes de degré 4 correspondants aux équations LW_{ij} et LP_{ij}.

$$\Omega_1 LW_{ij} - \Omega_2 LW^2_{ij} - \Omega_3 LW^3_{ij} - \Omega_4 LW^4_{ij} - \Omega_5 = 0$$

$$\Psi_1 LP_{ij} - \Psi_2 LP_{ij}^2 - \Psi_3 LP_{ij}^3 - \Psi_4 LP_{ij}^4 - \Psi_5 = 0$$

R simulera ensuite n jeux de données et en calculera leurs racines – réelles et positives – qui correspondront à LW_{ij} et LP_{ij}.

L'intérêt de ce logiciel réside dans sa faculté de modulation des variables clés de quelques pourcentages – positif et négatif – afin d'en mesurer l'impact sur LP_{ij} et LW_{ij}.

3.2.3. PRÉSENTATION DU CODE INFORMATIQUE SOUS R

Le code présenté, en annexe, se décompose de la manière suivante :

– La première étape consiste à définir les coefficients présentés dans l'article de Verniers, Crous et Stremersch.

– La deuxième étape consiste à programmer la simulation des variables et des valeurs A et B. La résolution de nos polynômes LP_{ij} et LW_{ij} intervient lors de cette même étape.

A la fin de ces deux premières étapes, nous obtiendrons notre couple LP_{ij}/LW_{ij} pour nos n jeux de données. Les données seront présentées sous la forme d'un tableau à double entrée (nombre de molécules) X (nombre de pays) du type :

Tableau LP_{ij}	Pays 1	Pays 2...	Pays j
Molécule 1	LP_1	LP_2	LP_{100}
Molécule 2...	LP_{101}	LP_{102}	LP_{200}
Molécule i	LP_{19901}	LP_{19902}	LP_{20000}

Tableau LW_{ij}	Pays 1	Pays 2...	Pays j
Molécule 1	LW_1	LW_2	LW_{100}
Molécule 2...	LW_{101}	LW_{102}	LW_{200}
Molécule i	LW_{19901}	LW_{19902}	LW_{20000}

Tableau 7 - Exemple de présentation du tableau contenant les résultats

– Enfin, lors de la troisième étape, nous analyserons l'impact sur le couple LP_{ij}/LW_{ij} de la variation de variables clés. Ces résultats seront aussi présentés sous la forme d'un tableau similaire.

3.2.4. DIFFICULTES RENCONTREES LORS DE LA SIMULATION DES DONNEES

Les deux premières étapes se sont avérées plus complexes que prévu, suite à la contrainte inhérente à la cohérence des données : obtenir un couple LP_{ij}/LW_{ij} réel et positif.

Les deux polynômes obtenus précédemment suite à la substitution des équations présentées dans l'article de Verniers, Croux et Stremersch doivent être résolus. La racine réelle et positive du polynôme de degré 4 $[\ \Omega_1 LW_{ij} - \Omega_2 LW^2_{ij} - \Omega_3 LW^3_{ij} - \Omega_4 LW^4_{ij} - \Omega_5 = 0\ ]$ correspondra à LW_{ij} pour un jeu de données.

De la même manière, la racine du polynôme de degré 4 $[\ \Psi_1 LP_{ij} - \Psi_2 LP_{ij}^2 - \Psi_3 LP_{ij}^3 - \Psi_4 LP_{ij}^4 - \Psi_5 = 0\ ]$ correspondra à LP_{ij} pour le même jeu de données. C'est ainsi que nous obtiendrons UN couple LP_{ij}/LW_{ij} pour UN jeu de données.

66

La contrainte d'obtention d'une racine réelle et positive explique à elle seule la difficulté de considérer toutes les variables décrites dans l'article de Verniers, Croux et Stremersch. En effet, en prenant en compte la simulation de toutes les variables significatives (voir Tableaux 9 et 10 ci-dessous), les racines obtenues représentent, pour la majorité des couples un nombre complexe.

Ainsi, une grande partie de nos couples LP_{ij}/LW_{ij} sont de la forme $2,8352 + 0,9273$ i / $6,5324 + 15,0256$ i. Nous excluons naturellement ces valeurs.

Variables LW	Coef.	S.E.	Res.	Sign.
effectCOMP_LW	2,57	2,38	1,08	
effectREGCROSS_LW	---3,44	2,45	---1,40	
effectREGPRICECONTROL_LW	3,75	2,55	1,47	
effectSUMMER_LW	---1,96	1,14	---1,72	*
effectEMEA_LW	---4,01	2,14	---1,87	*
effectREGPHARMACO_LW	3,4	1,76	1,93	***
effectREGREF_LW	4,19	1,92	2,18	**
effectPOP_LW	---1,98	0,79	---2,51	***
effectHOME_LW	---6,34	2,41	---2,63	***
effectREGPATENT_LW	---5,96	1,89	---3,15	***
effectUAL_LW	---0,2	0,06	---3,33	***
effectPDI_LW	0,33	0,08	4,13	***
effectMAS_LW	0,25	0,05	5	***
effectIDV_LW	---0,37	0,07	---5,29	***
effectREGPROFIT_LW	16,07	3,02	5,32	***
effectHEALTHEXP_LW	19,23	1,75	10,99	***
effectDDD_LW	/	/	/	/
effectINFL_LW	/	/	/	/

Coef : coefficient ; SE : Standard Error ; Res : Coef / SE permettant de calculer la significativité ; Sign : significativité (de 0* à 3*)

Tableau 8 - Significativité des coefficients LW_{ij}

Variables LP	Coef.	S.E.	Res.	Sign.
effectHEALTHEXP_LP	---0,00737	0,09	---0,082	
effectIDV_LP	---0,000362	0,00322	---0,112	
effectREGPHARMACO_LP	---0,03	0,09	---0,333	
effectREGCROSS_LP	0,06	0,12	0,500	
effectUAL_LP	---0,00145	0,00282	---0,514	
effectMAS_LP	---0,00171	0,00233	---0,734	
effectREGPATENT_LP	---0,07	0,09	---0,778	
effectINFL_LP	0,00979	0,00829	1,181	
effectREGPROFIT_LP	---0,14	0,11	---1,273	
effectREGREF_LP	---0,13	0,09	---1,444	
effectREGPRICECONTROL_LP	---0,14	0,09	---1,556	
effectPDI_LP	---0,00604	0,00382	---1,581	
effectPOP_LP	0,07	0,04	1,75	*
effectHOME_LP	0,44	0,23	1,913	*
effectCOMP_LP	0,65	0,24	2,708	***
effectDDD_LP	---3,08	0,18	---17,111	***
effectSUMMER_LP	/	/	/	
effectEMEA_LP	/	/	/	

Coef : coefficient ; SE : Standard Error ; Res : Coef / SE permettant de calculer la significativité ; Sign : significativité (de 0* à 3*)

Tableau 9 - Significativité des coefficients LP_{ij}

Le tableau regroupant les valeurs de LW_{ij} présente uniquement des solutions réelles et positives. En revanche, sur l'ensemble des données présentes dans le tableau LP_{ij}, seulement une partie d'entre elles satisfont la contrainte. Il faut donc extraire les valeurs LP_{ij} positives et réelles pour les associer avec leurs homologues LW_{ij} avant de les soumettre à des tests statistiques permettant de comprendre l'impact de variations de ces variables clés sur le couple LP_{ij}/LW_{ij}.

Le code présenté en annexe est long et très spécifique. Il se décompose en 3 parties ; une explication détaillée des grandes étapes est nécessaire à sa bonne lecture.

3.2.5.1. *PREMIERE PARTIE : DEFINITION DES COEFFICIENTS DE LP_{IJ} ET LW_{IJ}*

Nous commençons le code en important les fonctions nécessaires à son bon fonctionnement : la fonction « MASS » donne la probabilité d'un résultat élémentaire d'une expérience et la fonction « polynom » permet la résolution d'un polynôme de degré n. Ensuite, nous fixons arbitrairement le nombre de pays « ncountry » et le nombre de molécules « nmolecule » comme étant respectivement égaux à 100 et 200. Les coefficients de LW et LP, déterminés par la régression de l'article, sont nommés suivant la forme « effect + variable ». Certains sont égaux à 0 puisque ces variables ne sont pas prises en compte lors de la simulation (cf paragraphe « difficultés rencontrées lors de la simulation des données »).

```
library(MASS)
library(polynom)

ncountry<-100
nmolecule<-200

#effect LP :
gamma0<-3.19
b1<-0.03
b2<--1.79*10^-4
effectREGPRICECONTROL_LP<-0   #-0.14
effectREGPROFIT_LP<-0   #-0.14
effectREGCROSS_LP<-0   #0.06
effectREGREF_LP<-0   #-0.13
effectREGPHARMACO_LP<-0   #-0.03
effectREGPATENT_LP<-0   #-0.07
effectPOP_LP<-0.07
effectHEALTHEXP_LP<-0   #-7.37*10^-3
effectUAL_LP<-0   #-1.45*10^-3
```

```
effectMAS_LP<-0   #-1.71*10^-3
effectIDV_LP<-0   #-3.62*10^-4
effectPDI_LP<-0   #-6.04*10^-3
effectHOME_LP<-0.44
effectDDD_LP<--3.08
effectINFL_LP<-0   #9.79*10^-3
effectATC<-(-14:13)/7
effectCOMP_LP<-0.65


#effect LW :

sigma0<--41.90
a1<--5.65
a2<-0.33
effectREGPRICECONTROL_LW<-0   #3.75
effectREGPROFIT_LW<-16.07
effectREGCROSS_LW<-0   #-3.44
effectREGREF_LW<-4.19
effectREGPHARMACO_LW<-3.40
effectREGPATENT_LW<--5.96
effectPOP_LW<--1.98
effectHEALTHEXP_LW<-19.23
effectUAL_LW<--0.20
effectMAS_LW<-0.25
effectIDV_LW<--0.37
effectPDI_LW<-0.33
effectHOME_LW<--6.34
effectSUMMER_LW<--1.96
effectEMEA_LW<--4.01
effectCOMP_LW<-0   #2.69
```

3.2.5.2.1. PROGRAMMATION DES VARIABLES

Les variables ont des valeurs minimales et maximales. Le tableau ci-dessous, tiré de l'article de Verniers et al., présente l'intervalle de valeurs que peuvent prendre les variables associées, nous permettant ainsi de simuler des jeux de données réalistes et cohérents.

Variable (abbreviation used in Table A.1.)	Average [range]
Launch price in US dollars per gram (V1)[a]	28.051 [0.35;3,945,160]
Launch window (V2)	21.86 [0;128]
Ex-manufacturer price regulation (V3)	0.62 [0;1]
Profit control regulation (V4)	0.19 [0;1]
Cross-country reference pricing regulation (V5)	0.69 [0;1]
Therapeutic reference pricing regulation (V6)	0.41 [0;1]
Pharmaco-economic evidence regulation (V7)	0.49 [0;1]
Strength of patent protection (V8)	3.62 [1.98;5]
Population size (V9)	17,192,779 [404,335;294,267,566]
Health expenditures per capita (V10)	1,361 [126;6,015]
Uncertainty avoidance (V11)	68.93 [23;112]
Masculinity (V12)	53.06 [5;95]
Individualism (V13)	57.70 [8;91]
Power distance (V14)	49.66 [11;94]
Competition (V15)	0.61 [0.13;1]
Firm's home country (V16)	0.03 [0;1]
EMEA (V17)	0.54 [0;1]
Summer (V18)	0.14 [0;1]
Daily dosage in grams (V19)	0.23 [1.80×10^{-5};6.75]
Inflation (V20)	3.80 [−23;94]

[a] The high maximum launch price in US dollars per gram corresponds to the price of a drug for which the dosage is very small. In the empirical analysis, we use the natural logarithm of launch price. We check for the effect of potential outliers, which we report in Section 5.1.

Source : Verniers et al. (2011). The global entry of new pharmaceuticals

Tableau 10 - Description des variables utilisées

Il existe deux types de variables : les variables dites « booléennes », prenant les deux valeurs {0,1} et les autres variables, « non booléennes », pouvant prendre tous types de valeurs. Ces variables dépendent de i ou de j, c'est-à-dire d'une molécule ou d'un pays. Le système d'équations tiré de l'article de Verniers, Croux et Stremersch souligne cette dépendance.

La définition d'une variable se lit de la même manière qu'une équation complexe, c'est-à-dire de l'intérieur vers l'extérieur. En prenant l'exemple de la variable « REGPRICECONTROL », nous voyons qu'elle est définie comme une simulation aléatoire et uniforme (fonction « runif ») de ncountry valeurs, donc 100 valeurs, toutes comprises entre 0 et 1. La fonction « round » permet d'arrondir ces valeurs vers l'entier le plus proche ; dans cet exemple, cette fonction arrondit ces valeurs vers 0 ou 1. La variable « POP » diffère, quant à elle, de la variable « REGPRICECONTROL » puisqu'elle suit une loi uniforme mais avec des valeurs comprises entre 414335 et 294367566. Les variables REGPROFIT, REGREF, REGPHARMACO, REGPATENT, POP, HEALTHEXP, UAL, MAS, IDV, PDI, SUMMER et EMEA sont dépendantes de j alors que la variable DDD, est dépendante de i. Cela explique qu'elle ne sera pas répétée ncountry fois mais nmolécule fois.

```
#definition des variables

REGPRICECONTROL<-round(runif(ncountry,0,1))
REGPROFIT<-round(runif(ncountry,0,1))
REGCROSS<-round(runif(ncountry,0,1))
REGREF<-round(runif(ncountry,0,1))
REGPHARMACO<-round(runif(ncountry,0,1))
REGPATENT<-round(runif(ncountry,1,5))
POP<-round(runif(ncountry,414335,294267566))
HEALTHEXP<-round(runif(ncountry,126,6015))
UAL<-round(runif(ncountry,23,112))
MAS<-round(runif(ncountry,5,95)) IDV<-
round(runif(ncountry,8,91)) EMEA<-
round(runif(ncountry,0,1)) PDI<-
round(runif(ncountry,11,94)) INFL<-
round(runif(ncountry,-23,94))

DDD<-runif(nmolecule,1.80*10^-5,6.75)

ATCnodummy<-round(runif(nmolecule,1,29))

ATC<-array(0,c(nmolecule,28))
for(l in 1:28){for (i in 1:nmolecule){if (ATCnodummy[i]==1)
{ATC[i,l]<-1}}}

COMP<-array(0,c(nmolecule,ncountry))
for(i in 1:nmolecule){COMP[i,]<-runif(ncountry,0.13,1)}
HOME<-array(0,c(nmolecule,ncountry))
```

```
for(i in 1:nmolecule){HOME[i,]<-round(runif(ncountry,0,1))}
SUMMER<-array(0,c(nmolecule,ncountry))
for(i in 1:nmolecule){SUMMER[i,]<-round(runif(ncountry,0,1))}
```

Les variables COMP, HOME et SUMMER sont, quant à elles, dépendantes de i et j. Pour cela, nous devons créer un tableau (fonction « array ») qui aura la taille de nmolecule X ncountry. La fonction « for » va parcourir le tableau et attribuer grâce à la fonction runif étudiée précédemment une valeur aléatoire à la variable COMP comprise entre 0,13 et 1.

3.2.5.2.2. PROGRAMMATION DE A ET B

Avant de simuler nos couples LW_{ij}/LP_{ij} initiaux – c'est-à-dire sans variation, nous allons simuler A et B.

A et B sont également construits sous la forme de tableaux similaires aux variables HOME ou SUMMER. A et B dépendent d'un grand nombre de variables, définies précédemment :

```
A<-array(0,c(nmolecule,ncountry))
for(i in 1:nmolecule){
for(j in 1:ncountry){
    A[i,j]<-
effectREGPRICECONTROL_LW*REGPRICECONTROL[j]+effectREGPROFIT_LW*RE
GPROFIT[j]+effectREGCROSS_LW*REGCROSS[j]+effectREGREF_LW*REGREF[j
]+effectREGPHARMACO_LW*REGPHARMACO[j]+effectREGPATENT_LW*REGPATEN
T[j]+effectPOP_LW*POP[j]+effectHEALTHEXP_LW*HEALTHEXP[j]+effectUA
L_LW*UAL[j]+effectMAS_LW*MAS[j]+effectIDV_LW*IDV[j]+effectPDI_LW*
PDI[j]+effectCOMP_LW*COMP[i,j]+effectHOME_LW*HOME[i,j]+effectSUMM
ER_LW*SUMMER[i,j]+effectEMEA_LW*EMEA[j]+sum(effectATC*ATC[i,])
}
}

B<-array(0,c(nmolecule,ncountry))
for(i in 1:nmolecule){
for(j in 1:ncountry){
    B[i,j]<-
effectREGPRICECONTROL_LP*REGPRICECONTROL[j]+effectREGPROFIT_LP*RE
GPROFIT[j]+effectREGCROSS_LP*REGCROSS[j]+effectREGREF_LP*REGREF[j
]+effectREGPHARMACO_LP*REGPHARMACO[j]+effectREGPATENT_LP*REGPATEN
```

```
T[j]+effectPOP_LP*POP[j]+effectHEALTHEXP_LP*HEALTHEXP[j]+effectUA
L_LP*UAL[j]+effectMAS_LP*MAS[j]+effectIDV_LP*IDV[j]+effectPDI_LP*
PDI[j]+effectCOMP_LP*COMP[i,j]+effectHOME_LP*HOME[i,j]+effectDDD_
LP*DDD[i]+effectINFL_LP*INFL[j]+sum(effectATC*ATC[i,])
}
}
```

3.2.5.2.3. RESOLUTION DES POLYNOMES LW$_{IJ}$ ET LP $_{IJ}$

Nous allons à présent définir les coefficients des polynômes de degré 4, c'est-à-dire Ω_1, Ω_2, Ω_3, Ω_4 et Ω_5 pour le polynôme LW$_{ij}$ et Ψ_1, Ψ_2, Ψ_3, Ψ_4, et Ψ_5 pour le polynôme LP$_{ij}$. Pour le polynôme LW$_{ij}$, le facteur 0 correspond à Ω_5, le facteur 1 à Ω_1, le facteur 2 à Ω_2, le facteur 3 à Ω_3 etc. De la même manière, pour le polynôme LP$_{ij}$, le facteur 0 correspond à Ψ_5, le facteur 1 à Ψ_1, le facteur 2 à Ψ_2, le facteur 3 à Ψ_3 etc.

$$\Omega_1 LW_{ij} - \Omega_2 LW^2_{ij} - \Omega_3 LW^3_{ij} - \Omega_4 LW^4_{ij} - \Omega_5 = 0$$

$$\Psi_1 LP_{ij} - \Psi_2 LP_{ij}^2 - \Psi_3 LP_{ij}^3 - \Psi_4 LP_{ij}^4 - \Psi_5 = 0$$

Dans le code, nous aurons ainsi :

```
#definition des facteurs (LP)


facteur0LP<--gamma0-b1*sigma0-b1*A-b2*sigma0^2-b2*A^2-
b2*2*sigma0*A-B
facteur1LP<-1-b1*a1-2*b2*sigma0*a1-2*b2*a1*A
facteur2LP<--b1*a2-b2*a1^2+2*b2*sigma0*a2+2*b2*a2*A
facteur3LP<--2*b2*a1*a2
facteur4LP<--b2*a2^2


#definition des facteurs (LW)


facteur0LW<--sigma0-a1*gamma0-a1*B-a2*gamma0^2-a2*B^2-
a2*2*gamma0*B-A
facteur1LW<-1-a1*b1-2*a2*gamma0*b1-2*a2*b1*B
facteur2LW<--a1*b2-a2*b1^2+2*a2*gamma0*b2+2*a2*b2*B
```

```
facteur3LW<--2*a2*b1*b2
facteur4LW<--a2*b2^2
```

Nous pouvons à présent coder la résolution de ces polynômes qui définiront nos couples LP_{ij}/LW_{ij}. Ces couples seront stockés dans des tableaux appelés « array_LP » et « array_LW » de dimension nmolécule X ncountry.

```
array_LP<-array(0,c(nmolecule,ncountry))
array_LW<-array(0,c(nmolecule,ncountry))
```

Nous allons ensuite demander à R de parcourir le tableau en associant LP_{ij} aux racines du polynôme LP_{ij} et LW_{ij} aux racines du polynôme LW_{ij}. Leurs racines seront au nombre de 4, puisqu'il s'agit d'un polynôme de degré 4. Nous devons expliquer à R qu'il doit parcourir ces 4 racines et retenir des racines réelles et positives pour remplir nos tableaux LP_{ij} et LW_{ij}.

```
for(i in 1:nmolecule){
for(j in 1:ncountry){
    LP<-
solve(polynomial(c(facteur0LP[i,j],facteur1LP[i,j],facteur2LP[i,j
],facteur3LP,facteur4LP)))
    LW<-
solve(polynomial(c(facteur0LW[i,j],facteur1LW[i,j],facteur2LW[i,j
],facteur3LW,facteur4LW)))
    for(k in 1:4){
        if(Im(LP[k])==0 && Re(LP[k])>0) {
            for(m in 1:4){
                if(Im(LW[m])==0 && Re(LW[m])>0 ){
                    array_LP[i,j]<-Re(LP[k])
                    array_LW[i,j]<-Re(LW[m])
                }
            }
        }
    }
}
}
```

A ce stade, nous avons donc nos 2 tableaux de référence comprenant nos couples LP_{ij}/LW_{ij}. Nous pouvons à présent simuler des variations afin de comprendre leur impact sur LP_{ij} et LW_{ij}.

Nous prendrons 2 exemples : le cas d'une variable non booléenne et le cas d'une variable dite « booléenne. »

3.2.5.2.2. DÉFINITION DES VARIABLES

3.2.5.2.3.1. VARIABLES NON BOOLEENES

Prenons l'exemple d'une variation de -20% de la variable REGPATENT : nous allons simplement définir, au début, la simulation REGPATENT comme étant égale à 80% de la variable REGPATENT :

```
REGPATENT<-REGPATENT*0.8
```

La suite du code restera identique à ce que nous avons vu pour LP_{ij}/LW_{ij} si ce n'est que nous stockerons nos nouveaux couples LW_{ij}/LP_{ij} calculés après cette diminution dans un tableau appelé :

```
array_LW_REGPATENT_moins20pc
```

Pour calculer l'impact de cette variation, nous calculerons ainsi :

```
array_LW_REGPATENT_moins20pc[i,j]-array_LW[i,j]  /array_LW[i,j]  *  100
```

3.2.5.2.3.2. VARIABLES BOOLEENES

Nous allons traiter l'exemple suivant qui consiste à mesurer l'impact du changement de la variable « HOME » de 0 vers 1.

Lorsqu'il s'agit de coder des variables booléennes, 0 ou 1, la logique est légèrement différente : statistiquement, la moitié des variables booléennes est égale à 0, et l'autre moitié à 1. (cf l'explication précédente sur la fonction « runif »). Lorsque nous changeons une variable 0 en 1, nous ne modifions donc que la moitié des ncountry valeurs. Le logiciel R devra transformer la variable 0 en 1 uniquement si sa valeur initiale était de 0. Les calculs seront réalisés sur nos couples LP_{ij}/LW_{ij} ayant des valeurs de « HOME » modifiées.

76

Ainsi, nous créons un tableau de dimension nmolecule X ncountry rempli de valeurs 1. Nous définissons à nouveau A et B puis résolvons nos deux polynômes LP_{ij} et LW_{ij}. La subtilité consiste, à présent, à coder la variable « HOME » en 1, uniquement si elle était initialement égale à 0 :

```
for(i in 1:nmolecule){
for(j in 1:ncountry){
    if(HOMEoriginal[i,j]==0){
        LP<-
solve(polynomial(c(facteur0LP[i,j],facteur1LP[i,j],facteur2LP[i,j
],facteur3LP,facteur4LP)))
        LW<-
solve(polynomial(c(facteur0LW[i,j],facteur1LW[i,j],facteur2LW[i,j
],facteur3LW,facteur4LW)))
        for(k in 1:4){
            if(Im(LP[k])==0 && Re(LP[k])>0)  {
                for(m in 1:4){
                    if(Im(LW[m])==0 && Re(LW[m])>0 ){
                        array_LP_HOME_0vers1[i,j]<-Re(LP[k])
                        array_LW_HOME_0vers1[i,j]<-Re(LW[m])
                    }
                }
            }
        }
    }
}
}
```

La suite du code est identique à ce que nous avons vu précédemment : nous disposons dans le tableau appelé "result_LW_HOME_0vers1" l'accroissement de nos LW_{ij} et dans le tableau "result_LP_HOME_0vers1" l'accroissement de nos LP_{ij}.

Une fois l'opération répétée pour toutes les variables, nous pourrons disposer les moyennes de nos accroissements dans un tableau final. Nous aurons un tableau reprenant les résultats des impacts LW : « Final_Results_averaged_impact_LW » et de la même manière un tableau pour LP « Final_Results_averaged_impact_LP. »

Ainsi, `Final_Results_averaged_impact_LW` aura une taille de 13 lignes X 6 colonnes (13 étant le nombre de variables dépendantes de LW_{ij} et 6 les variations) : -20%, 0vers1, -10%, +10%, 1vers0 et +20%.

`Final_Results_averaged_impact_LP` aura, quant à lui, une taille de 4 lignes X 6 colonnes.

3.3. Resultats et discussions

3.3.1. Resultat et implications

Il est important de rappeler la difficulté rencontrée pour sélectionner une combinaison de variables satisfaisant notre contrainte lors de la simulation ; en résolvant nos polynômes LP_{ij} et LW_{ij}, nous devons obtenir des racines réelles et positives. Cette contrainte nous a amené à déterminer et tester une combinaison regroupant l'ensemble des variables significatives utilisée dans l'article de Verniers, Croux et Stremersch.

Cette combinaison des variables significatives nous permet d'obtenir un taux de réalisation de 5%. Cela signifie que dans la simulation de 100 jeux de données, seulement 5 satisferont la contrainte, correspondant à notre couple LP_{ij}/LW_{ij}. Ce taux faible s'explique par notre simulation de variables : nous nous retrouvons principalement dans des configurations nouvelles, hors du champ du modèle. C'est une des raisons pour lesquelles, ce modèle n'a pas de valeur prédictive dans le cas d'un lancement dans un « nouveau pays » non référencé (exemple : Afrique sub-saharienne).

3.3.1.1. Resultats

3.3.1.1.1. Impact sur LW_{IJ}

Nous constatons dans le Tableau 12 que les impacts observés sur LW_{ij} sont faibles - de l'ordre du pourcent. Une diminution de 20% de la variable REGPATENT implique une baisse de LW_{ij} de moins d'un pourcent. De la même manière, une augmentation de 10% de la variable UAL impacte peu le délai de commercialisation.

La variation des variables booléennes, quant à elle, crée un déséquilibre dans notre combinaison si le nombre de valeur n'est pas suffisant ; c'est la raison pour laquelle nous avons modifié i et j, respectivement de 50 à 100 et de 58 à 200. Initialement, lorsque nous changions la valeur de ces variables (0 vers 1 ou 1 vers 0), nous étions dans une situation qui ne nous permettait pas d'obtenir de racine réelle et positive. L'équilibre précaire défini par notre combinaison de variables était rompu. Ainsi, il s'avérait impossible de se prononcer quant à l'impact de ces variables sur le couple LP_{ij}/LW_{ij}. Avec les nouvelles valeurs de i et j, nous obtenons des résultats exploitables.

Les résultats, bien qu'impactant faiblement LW_{ij}, sont en cohérence avec la littérature existante : le lancement d'un médicament sur son marché domestique est accéléré, le prix de référence thérapeutique allonge le délai de commercialisation.

Il en est de même pour la régulation qui vise à apporter des preuves pharmaco-économiques...

```
> Final_Results_averaged_impact_LW
                  -20%      0vers1       -10%        +10%     1vers0       +20%
REGPATENT   -0.343508412  0.0000000 -0.171014205  0.169640710  0.0000000  0.338034033
UAL         -0.259925278  0.0000000 -0.129531737  0.128777023  0.0000000  0.256978560
MAS          0.236722801  0.0000000  0.118708666 -0.119407295  0.0000000 -0.239637955
IDV         -0.350834859  0.0000000 -0.174604274  0.173112686  0.0000000  0.344783365
PDI          0.351861853  0.0000000  0.176532581 -0.178053752  0.0000000 -0.357865474
HOME         0.000000000 -0.6673784  0.000000000  0.000000000  0.6717984  0.000000000
SUMMER       0.000000000  0.1899592  0.000000000  0.000000000 -0.1880529  0.000000000
EMEA         0.000000000  0.5218754  0.000000000  0.000000000 -0.4853715  0.000000000
REGREF       0.000000000 -0.5312508  0.000000000  0.000000000  0.5213961  0.000000000
REGPHARMACO  0.000000000 -0.4258709  0.000000000  0.000000000  0.4278641  0.000000000
REGPROFIT    0.000000000 -2.0658194  0.000000000  0.000000000  1.9785532  0.000000000
POP          0.002757611  0.0000000  0.001307044 -0.001187303  0.0000000 -0.002273146
HEALTHEXP    0.406381767  0.0000000  0.192517024 -0.175249500  0.0000000 -0.336471180
```

Tableau 11 - Impact moyen des variables sur LW

3.3.1.1.2. *IMPACT SUR LP$_{IJ}$*

L'impact de nos variables sur LP_{ij} est tout autre : en effet, une variation de +20% de la variable COMP, entraîne une diminution de 7% de son prix (Tableau 14). Cela corrobore les résultats des travaux de Chintagunta et Desiraju, qui mettent en évidence, en 2005, l'effet négatif de la compétition sur les prix.

La variable HOME a un impact majeur sur LP_{ij} : sa présence augmente le prix d'environ 40% tandis que son absence le baisse de plus de 30%. Ces résultats confirment les travaux de Kyle (2006) expliquant que la familiarité des laboratoires avec leur marché domestique leur assure un lancement plus rapide et à un prix plus élevé.

Les autres variables sont en cohérence avec la littérature existante : les médicaments sont lancés à des prix plus élevés dans les pays peuplés, et la baisse des prix est proportionnelle à l'importance du dosage journalier.

```
> Final_Results_averaged_impact_LP
            -20%    0vers1     -10%      +10%    1vers0      +20%
HOME   0.0000000  41.77378  0.000000   0.0000000 -29.06971   0.0000000
DDD   82.4555758   0.00000 32.393383 -18.8285707   0.00000 -30.5809992
COMP   7.8998813   0.00000  3.854527  -3.6724140   0.00000  -7.1676062
POP   -0.8362457   0.00000 -0.395310   0.3577823   0.00000   0.6844081
```

Tableau 12 - Impact moyen des variables sur LP

3.3.1.2. IMPLICATIONS

Bien que significatives (voir Tableaux 14 et 15) avec des écart-types faibles, les variables utilisées ne suffisent pas à expliquer entièrement nos deux paramètres LP_{ij}/LW_{ij}. Le faible impact de ces variables sur LW_{ij} s'explique en analysant le modèle développé par Verniers, Croux et Stremersch. Ce modèle, aboutissement d'une analyse empirique, vise à reproduire des phénomènes passés et laisse le champ libre à certaines approximations. Les auteurs reconnaissent, en discutant le choix de la variable « taille du marché » : « idéalement, nous devrions contrôler l'incidence de la maladie dans chaque pays. Aucune donnée n'étant disponible, nous contrôlerons la taille de la population et les dépenses de santé au moment du lancement. Les pays peuplés ont, toutes choses étant égales par ailleurs, plus d'individus souffrant d'une maladie donnée que les pays moins peuplés. »

Leur commentaire souligne la difficulté de mesurer et comparer certaines variables, même factuelles, face à la pénurie d'informations clés. Ainsi, l'outil prédictif que représente ce modèle est sujet à discussion au regard du manque de variables impactantes qui permettraient non seulement de reproduire les phénomènes observés mais aussi d'en faire un outil de prédiction. Il apparaît que certaines variables, volontairement ou non, aient été omises.

```
> Final_Results_sd_LW
                 -20%        0vers1        -10%          +10%         1vers0        +20%
REGPATENT    2.368859e-02 0.000000000 5.833244e-03 5.690324e-03 0.000000000 2.249899e-02
UAL          1.281649e-02 0.000000000 3.165097e-03 3.097372e-03 0.000000000 1.225930e-02
MAS          1.999713e-02 0.000000000 5.050955e-03 5.169402e-03 0.000000000 2.094536e-02
IDV          3.322417e-02 0.000000000 8.169068e-03 7.940378e-03 0.000000000 3.137300e-02
PDI          3.325923e-02 0.000000000 8.440056e-03 8.718251e-03 0.000000000 3.552028e-02
HOME         0.000000e+00 0.001420066 0.000000e+00 0.000000e+00 0.001404985 0.000000e+00
SUMMER       0.000000e+00 0.001880762 0.000000e+00 0.000000e+00 0.001856068 0.000000e+00
EMEA         0.000000e+00 0.005833867 0.000000e+00 0.000000e+00 0.006170495 0.000000e+00
REGREF       0.000000e+00 0.007739722 0.000000e+00 0.000000e+00 0.006557393 0.000000e+00
REGPHARMACO  0.000000e+00 0.005766871 0.000000e+00 0.000000e+00 0.003729197 0.000000e+00
REGPROFIT    0.000000e+00 0.117234404 0.000000e+00 0.000000e+00 0.091826455 0.000000e+00
POP          1.205198e-05 0.000000000 2.682127e-06 2.189294e-06 0.000000000 8.002131e-06
HEALTHEXP    8.474621e-03 0.000000000 1.932881e-03 1.645257e-03 0.000000000 1.116963e-01
```

Tableau 13 - Ecart-type moyen des variables sur LW

```
> Final_Results_sd_LP
              -20%      0vers1       -10%          +10%      1vers0        +20%
HOME        0.0000000 131.3818 0.000000e+00   0.00000000 32.21189    0.0000000
DDD      5552.9728493   0.0000 6.334618e+02  123.19325441  0.00000  258.3705812
COMP       15.2409287   0.0000 3.498459e+00    2.97108033  0.00000   10.9877760
POP         0.2149842   0.0000 6.540226e-04    0.04011146  0.00000    0.1476289
```

Tableau 14 - Ecart-type moyen des variables sur LP

3.3.2. LIMITES ET RECHERCHES FUTURES

Plusieurs de ces variables, intangibles, entrent en jeu dans le lancement de nouveaux médicaments. Leur mesure en est d'autant plus compliquée.

Ces variables pourraient se diviser en quatre catégories, correspondant aux quatre étapes critiques de la chaîne de valeur du médicament :

1   –   R&D

2   –   AMM, prix, conditions de remboursement et autres accords

3   –   Diffusion du nouveau médicament dans la communauté médicale

4   –   Impact de la règlementation de certains pays

La valeur d'un médicament est liée aux revenus qu'il génère.

Ce médicament est-il innovant ou est-il seulement une copie d'un médicament existant ? Possède-t-il des particularités thérapeutiques qui le rendent unique ? Traite-il d'une maladie touchant un grand nombre d'individus ? Cette maladie est-elle mortelle ?...

Autant de questions qui traduisent l'intérêt qu'un nouveau médicament peut susciter.

Les autorités de santé répondent partiellement à ces questions en attribuant à la nouvelle molécule un SMR justifiant sa prise en charge et un ASMR noté entre I et V légitimant son prix. Ces variables sont certes difficilement quantifiables, ce qui peut expliquer que seule la variable correspondant à l'aire thérapeutique du médicament ait été abordée dans l'article de référence.

Ensuite, de nombreuses négociations et discussions entrent en jeu lors de l'attribution de l'AMM, du prix et des conditions de remboursement. L'article L.162-16-4 du Code de la sécurité sociale détermine les règles de fixation du prix des médicaments remboursables par la sécurité sociale et se réfère à :

- son niveau d'ASMR
- le prix des médicaments à même visée thérapeutique disponibles sur le marché
- les volumes de ventes prévues ou constatées
- les conditions prévisibles et réelles d'utilisation du médicament.

Hormis le deuxième point parfaitement objectif, tous les autres critères peuvent être sujets à caution ou conflit d'intérêt. Nous pouvons prendre l'exemple récent de scandales tels que ceux de l'Isoméride® ou du Médiator® qui mettent en lumière l'importance des relations entre laboratoires et autorités de santé notamment dans la délivrance d'AMM, malgré les lois existantes. L'âpreté des négociations pourra constituer un facteur d'allongement significatif du délai de commercialisation d'une nouvelle molécule ou de son prix.

Nous avons vu précédemment qu'il y a une forme de préférence nationale pour un laboratoire qui lance un nouveau médicament sur son marché domestique (note : cette préférence nationale semble aujourd'hui être plus prégnante dans les pays émergents que dans les pays matures, où l'approbation des produits relève d'une autorité fédérale) ; cela prouve l'aspect subjectif de certaines de ces variables, rendant d'autant plus complexe leur mesure en vue d'une analyse économétrique.

De la même manière, une année de vie supplémentaire gagnée par un patient ne représente pas le même coût aux yeux des régulateurs de santé, français ou britanniques.

D'autres accords peuvent être passés entre laboratoires et autorités de santé : accords prix/volumes, baisse des prix au-delà d'une certaine quantité vendue, la question de l'ATU... Ces accords, selon la facilité de leur déroulement, influencent ainsi le prix et le délai de commercialisation du nouveau médicament. Ces variables jouant un rôle primordial, il serait donc opportun de les considérer dans des études ultérieures.

Un autre élément clé impactant directement les profits des laboratoires est le délai d'acceptation, d'utilisation et de diffusion d'une nouvelle molécule dans le milieu médical, souvent conservateur. Ainsi, les laboratoires devront vaincre les réticences du corps médical, et convaincre de l'innovation que représente leur molécule. La force de conviction des visiteurs médicaux et les études publiées seront autant d'éléments clés soutenant le message du laboratoire. Malgré son importance, ce dernier élément, traduit en variable, serait difficilement quantifiable, bien que des études permettent de mesurer l'impact des différents moyens de promotion.

Enfin, l'impact que la réglementation de certains pays peut avoir sur d'autres marchés est un élément à considérer. Une étude mandatée en mars 2013 par Interpharma et Novartis auprès du cabinet Charles, River Associates révèle l'importance de l'impact d'une baisse des prix suisses dans le cadre des prix de référence internationaux, de nombreuses économies intégrant le marché suisse parmi les pays de leurs paniers de référence. Cette étude modélise théoriquement une baisse des prix avant d'analyser le risque qu'elle représente en freinant l'accès aux médicaments.

Les pays ont des approches différentes quant à l'inclusion des prix de références internationaux dans leur réglementation : la Corée du Sud ou Taïwan utilisent le prix moyen des pays référencés tandis que le Canada ou la Finlande utilisent le prix médian de ces pays. L'Algérie, l'Egypte, le Brésil ou la Russie utilisent les prix du panier les plus bas.

Leurs résultats sont édifiants : tout changement des prix des médicaments en Suisse se répercute par effet de ricochet dans un certain nombre de grandes économies (notamment émergentes) qui intègrent la Suisse dans leur panier de référence.

En cas de changement des prix des médicaments en Suisse, l'impact est donc mondial. Outre l'impact sur les prix, les résultats montrent que les prix de référence internationaux peuvent impacter les décisions des entreprises quant au lancement des médicaments innovants, entraînant ainsi des reports.

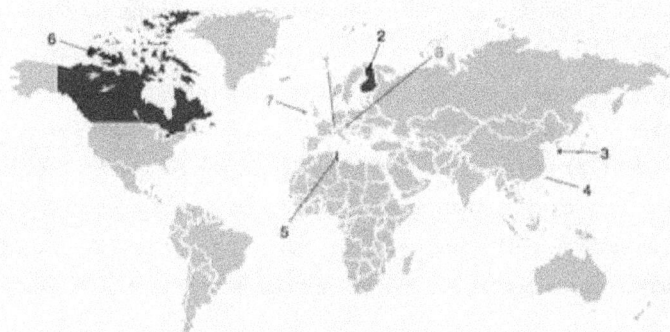

Pays	%	mio EUR	mio CHF		Pays	%	mio EUR	mio CHF
Pays de référence								
1 Suisse	−10.00	430.00	514.90		5 Tunisie	−10.00	40.30	48.30
Direct					6 Canada	−1.43	249.90	299.30
2 Finlande	−0.37	7.50	9.00		**Indirect**			
3 Corée du Sud	−1.43	134.10	160.50		7 Irlande	−0.04	0.80	0.90
4 Taïwan	−1.14	62.00	74.30		8 Autriche	−0.01	0.61	0.73

Source : Analyse CRA, 2013

Figure 17 - Retombées mondiale d'une baisse des prix de 10% en Suisse

Comme le montre le graphique ci-dessus, une baisse des prix de 10 % entraînerait une baisse des revenus de 430 millions d'euros en Suisse, mais surtout un manque à gagner de 495 millions d'euros dans le reste du monde.

On pourrait logiquement extrapoler ces résultats pour un grand nombre de pays utilisés comme pays de référence, comme le montre le tableau ci-dessous. Cela rend la quantification et la mesure de ces variables d'autant plus complexe.

Pays	Impact dans le pays (mio EUR)	Impact mondial (mio EUR)	Multiplicateur
Grèce	299	2 154	7.21
Hongrie	188	215	1.15
Pologne	375	1 354	3.61
Portugal	239	1 217	5.09
Roumanie	132	817	6.18

Source : Analyse CRA, 2013

Tableau 15 - Impacts comparés d'une baisse générale des prix de 10% sur les marchés européens.

Ce tableau résume l'ampleur des effets d'entraînements déclenchés par les prix de référence internationaux. Il analyse l'impact des baisses de prix hypothétiques en mesurant les retombées économiques – résultant du commerce parallèle et des prix de référence internationaux – sur le marché européen. Lorsque les prix du pays A influent sur ceux du pays B en raison des PRI, il est inévitable que l'impact sur le pays B soit pris en compte dans la fixation du prix par le pays A. Outre un effet multiplicateur sur l'impact d'éventuelles baisses de prix, il pourrait en résulter des reports de lancement sur le pays B, qui, à leur tour, impacteraient négativement les prix sur les marchés où interviendraient des lancements ultérieurs.

En conclusion, nous soulignerons la difficulté de notre exercice qui a consisté en l'analyse *a priori* du prix de lancement et du délai de commercialisation d'un médicament. Car, comme nous l'avons vu, ces paramètres dépendent de nombreuses variables, dont l'effet est parfois complexe dans sa mesure.

Nous pourrions classer ces variables en 2 catégories : « internes » et « externes. » Les variables internes seraient propres au médicament ou au laboratoire et concerneraient l'innovation thérapeutique d'un médicament, son dosage journalier, les relations que le laboratoire entretient avec les autorités de santé etc.
Les variables externes représenteraient les facteurs indirects influençant le prix d'un médicament et son délai de commercialisation ; la variation des prix de références internationaux en sont un exemple.

Une difficulté supplémentaire réside dans la complexité de mesure de certaines de ces variables.

L'exercice en est à un stade de recherche tel, qu'à défaut d'une tentative de vulgarisation il restera à un niveau théorique réservé à des académiques.
Les laboratoires doivent se préoccuper de la nécessité de modéliser ces considérations théoriques à des fins stratégiques. Des investissements dans ce domaine leur permettant une meilleure compréhension de l'interaction des mécanismes qui les entoure s'avèrent à terme nécessaire.

L'étape préliminaire consiste dans l'élaboration d'une équation régissant le prix de lancement et le délai de commercialisation d'un nouveau médicament, qui aura pour base les données présentes sur le marché. Le modèle une fois validé, il conviendra de mettre au point un outil adapté à ses utilisateurs.

ANNEXES

Annexe 1 - code informatique (R)

```
library(MASS)
library(polynom)

ncountry<-100
nmolecule<-200

#effect LP :

gamma0<-3.19
b1<-0.03
b2<--1.79*10^-4
effectREGPRICECONTROL_LP<-0 #-0.14
effectREGPROFIT_LP<-0 #-0.14
effectREGCROSS_LP<-0 #0.06
effectREGREF_LP<-0 #-0.13
effectREGPHARMACO_LP<-0 #-0.03
effectREGPATENT_LP<-0 #-0.07
effectPOP_LP<-0.07
effectHEALTHEXP_LP<--7.37*10^-3
effectUAL_LP<-0 #-1.45*10^-3
effectMAS_LP<-0 #-1.71*10^-3
effectIDV_LP<-0 #-3.62*10^-4
effectPDI_LP<-0 #-6.04*10^-3
effectHOME_LP<-0.44
effectDDD_LP<--3.08
effectINFL_LP<-0 #9.79*10^-3
effectATC<-(-14:13)/7
effectCOMP_LP<--0.65

#effect LW :

sigma0<--41.90
a1<--5.65
a2<-0.33
effectREGPRICECONTROL_LW<-0 #3.75
effectREGPROFIT_LW<-16.07
effectREGCROSS_LW<-0 #-3.44
effectREGREF_LW<-4.19
effectREGPHARMACO_LW<-3.40
effectREGPATENT_LW<--5.96
effectPOP_LW<--1.98
effectHEALTHEXP_LW<-19.23
effectUAL_LW<--0.20
effectMAS_LW<-0.25
effectIDV_LW<--0.37
effectPDI_LW<-0.33
effectHOME_LW<--6.34 #NE PAS ELIMINER!!!
effectSUMMER_LW<--1.96
effectEMEA_LW<--4.01
effectCOMP_LW<-0 #2.69
```

```
#definition des variables

REGPRICECONTROL<-round(runif(ncountry,0,1))
REGPROFIT<-round(runif(ncountry,0,1))
REGCROSS<-round(runif(ncountry,0,1))
REGREF<-round(runif(ncountry,0,1))
REGPHARMACO<-round(runif(ncountry,0,1))
REGPATENT<-round(runif(ncountry,1,5))
POP<-round(runif(ncountry,414335,294267566))
HEALTHEXP<-round(runif(ncountry,126,6015))
UAL<-round(runif(ncountry,23,112))
MAS<-round(runif(ncountry,5,95))
IDV<-round(runif(ncountry,8,91))
EMEA<-round(runif(ncountry,0,1))
PDI<-round(runif(ncountry,11,94))
INFL<-round(runif(ncountry,-23,94))


DDD<-runif(nmolecule,1.80*10^-5,6.75)


ATCnodummy<-round(runif(nmolecule,1,29))


ATC<-array(0,c(nmolecule,28))
for(l in 1:28){for (i in 1:nmolecule){if (ATCnodummy[i]==l) {ATC[i,l]<-1}}}


COMP<-array(0,c(nmolecule,ncountry))
for(i in 1:nmolecule){COMP[i,]<-runif(ncountry,0.13,1)}
HOME<-array(0,c(nmolecule,ncountry))
for(i in 1:nmolecule){HOME[i,]<-round(runif(ncountry,0,1))}
SUMMER<-array(0,c(nmolecule,ncountry))
for(i in 1:nmolecule){SUMMER[i,]<-round(runif(ncountry,0,1))}


#definition de A et B

A<-array(0,c(nmolecule,ncountry))
for(i in 1:nmolecule){
        for(j in 1:ncountry){
                A[i,j]<-
effectREGPRICECONTROL_LW*REGPRICECONTROL[j]+effectREGPROFIT_LW*REGPROFIT[j]+effectR
EGCROSS_LW*REGCROSS[j]+effectREGREF_LW*REGREF[j]+effectREGPHARMACO_LW*REGPHARMACO[j
]+effectREGPATENT_LW*REGPATENT[j]+effectPOP_LW*log(POP[j])+effectHEALTHEXP_LW*log(H
EALTHEXP[j])+effectUAL_LW*UAL[j]+effectMAS_LW*MAS[j]+effectIDV_LW*IDV[j]+effectPDI_
LW*PDI[j]+effectCOMP_LW*COMP[i,j]+effectHOME_LW*HOME[i,j]+effectSUMMER_LW*SUMMER[i,
j]+effectEMEA_LW*EMEA[j]+sum(effectATC*ATC[i,])
        }

}


B<-array(0,c(nmolecule,ncountry))
for(i in 1:nmolecule){
        for(j in 1:ncountry){
                B[i,j]<-
effectREGPRICECONTROL_LP*REGPRICECONTROL[j]+effectREGPROFIT_LP*REGPROFIT[j]+effectR
EGCROSS_LP*REGCROSS[j]+effectREGREF_LP*REGREF[j]+effectREGPHARMACO_LP*REGPHARMACO[j
]+effectREGPATENT_LP*REGPATENT[j]+effectPOP_LP*log(POP[j])+effectHEALTHEXP_LP*log(H
EALTHEXP[j])+effectUAL_LP*UAL[j]+effectMAS_LP*MAS[j]+effectIDV_LP*IDV[j]+effectPDI_
LP*PDI[j]+effectCOMP_LP*COMP[i,j]+effectHOME_LP*HOME[i,j]+effectDDD_LP*DDD[i]+effec
tINFL_LP*INFL[j]+sum(effectATC*ATC[i,])
        }
}
```

```
#definition des facteurs (LP)

facteur0LP<--gamma0-b1*sigma0-b1*A-b2*sigma0^2-b2*A^2-b2*2*sigma0*A-B
facteur1LP<--1-b1*a1-2*b2*sigma0*a1-2*b2*a1*A
facteur2LP<--b1*a2-b2*a1^2+2*b2*sigma0*a2+2*b2*a2*A
facteur3LP<--2*b2*a1*a2
facteur4LP<--b2*a2^2

#definition des facteurs (LW)
facteur0LW<--sigma0-a1*gamma0-a1*B-a2*gamma0^2-a2*B^2-a2*2*gamma0*B-A
facteur1LW<-1-a1*b1-2*a2*gamma0*b1-2*a2*b1*B
facteur2LW<--a1*b2-a2*b1^2+2*a2*gamma0*b2+2*a2*b2*B
facteur3LW<--2*a2*b1*b2
facteur4LW<--a2*b2^2


#creation d un tableau avec les racines des polynomes (LP)

array_LP<-array(0,c(nmolecule,ncountry))
array_LW<-array(0,c(nmolecule,ncountry))

for(i in 1:nmolecule){
        for(j in 1:ncountry){
                LP<-
solve(polynomial(c(facteur0LP[i,j],facteur1LP[i,j],facteur2LP[i,j],facteur3LP,facte
ur4LP)))

                LW<-
solve(polynomial(c(facteur0LW[i,j],facteur1LW[i,j],facteur2LW[i,j],facteur3LW,facte
ur4LW)))

                for(k in 1:4){
                        if(Im(LP[k])==0 && Re(LP[k])>0) {
                                for(m in 1:4){
                                        if(Im(LW[m])==0 && Re(LW[m])>0 ){
                                                array_LP[i,j]<-Re(LP[k])
                                                array_LW[i,j]<-Re(LW[m])
                                                }
                                        }
                                }
                        }
                }
        }

for(i in 1:nmolecule){
        for(j in 1:ncountry){
                if(array_LP[i,j]>0 ){
                        array_LP[i,j]<-exp(array_LP[i,j])

                }
        }
}

#plot LP
coucouLP<-
polynomial(c(facteur0LP[1,1],facteur1LP[1,1],facteur2LP[1,1],facteur3LP,facteur4LP)
)
```

90

```
#plot LW
coucouLW<-
polynomial(c(facteur0LW[1,1],facteur1LW[1,1],facteur2LW[1,1],facteur3LW,facteur4LW)
)

#----------------------
#Variable REGPATENT
#----------------------

#Calcul d une variation de la variable REGPATENT de -20%
        REGPATENT<-REGPATENT*0.8

A<-array(0,c(nmolecule,ncountry))
for(i in 1:nmolecule){
        for(j in 1:ncountry){
                A[i,j]<-
effectREGPRICECONTROL_LW*REGPRICECONTROL[j]+effectREGPROFIT_LW*REGPROFIT[j]+effectR
EGCROSS_LW*REGCROSS[j]+effectREGREF_LW*REGREF[j]+effectREGPHARMACO_LW*REGPHARMACO[j
]+effectREGPATENT_LW*REGPATENT[j]+effectPOP_LW*log(POP[j])+effectHEALTHEXP_LW*log(H
EALTHEXP[j])+effectUAL_LW*UAL[j]+effectMAS_LW*MAS[j]+effectIDV_LW*IDV[j]+effectPDI_
LW*PDI[j]+effectCOMP_LW*COMP[i,j]+effectHOME_LW*HOME[i,j]+effectSUMMER_LW*SUMMER[i,
j]+effectEMEA_LW*EMEA[j]+sum(effectATC*ATC[i,])
        }
}

B<-array(0,c(nmolecule,ncountry))
for(i in 1:nmolecule){
        for(j in 1:ncountry){
                B[i,j]<-
effectREGPRICECONTROL_LP*REGPRICECONTROL[j]+effectREGPROFIT_LP*REGPROFIT[j]+effectR
EGCROSS_LP*REGCROSS[j]+effectREGREF_LP*REGREF[j]+effectREGPHARMACO_LP*REGPHARMACO[j
]+effectREGPATENT_LP*REGPATENT[j]+effectPOP_LP*log(POP[j])+effectHEALTHEXP_LP*log(H
EALTHEXP[j])+effectUAL_LP*UAL[j]+effectMAS_LP*MAS[j]+effectIDV_LP*IDV[j]+effectPDI_
LP*PDI[j]+effectCOMP_LP*COMP[i,j]+effectHOME_LP*HOME[i,j]+effectDDD_LP*DDD[i]+effec
tINFL_LP*INFL[j]+sum(effectATC*ATC[i,])
        }
}

#definition des facteurs (LP)

facteur0LP<--gamma0-b1*sigma0-b1*A-b2*sigma0^2-b2*A^2-b2*2*sigma0*A-B
facteur1LP<-1-b1*a1-2*b2*sigma0*a1-2*b2*a1*A
facteur2LP<--b1*a2-b2*a1^2+2*b2*sigma0*a2+2*b2*a2*A
facteur3LP<--2*b2*a1*a2
facteur4LP<--b2*a2^2

#definition des facteurs (LW)

facteur0LW<--sigma0-a1*gamma0-a1*B-a2*gamma0^2-a2*B^2-a2*2*gamma0*B-A
facteur1LW<-1-a1*b1-2*a2*gamma0*b1-2*a2*b1*B
facteur2LW<--a1*b2-a2*b1^2+2*a2*gamma0*b2+2*a2*b2*B
facteur3LW<--2*a2*b1*b2
facteur4LW<--a2*b2^2

array_LP_REGPATENT_moins20pc<-array(0,c(nmolecule,ncountry))
array_LW_REGPATENT_moins20pc<-array(0,c(nmolecule,ncountry))

for(i in 1:nmolecule){
        for(j in 1:ncountry){
```

```
            LP<-
solve(polynomial(c(facteur0LP[i,j],facteur1LP[i,j],facteur2LP[i,j],facteur3LP,facte
ur4LP)))
            LW<-
solve(polynomial(c(facteur0LW[i,j],facteur1LW[i,j],facteur2LW[i,j],facteur3LW,facte
ur4LW)))
            for(k in 1:4){
                  if(Im(LP[k])==0 && Re(LP[k])>0) {
                        for(m in 1:4){
                              if(Im(LW[m])==0 && Re(LW[m])>0 ){
                                    array_LP_REGPATENT_moins20pc[i,j]<-Re(LP[k])
                                    array_LW_REGPATENT_moins20pc[i,j]<-Re(LW[m])
                                    }
                              }
                        }
                  }
            }


result_LW_REGPATENT_moins20pc<-array(0,c(nmolecule,ncountry))
for(i in 1:nmolecule){
      for(j in 1:ncountry){
            if(array_LW_REGPATENT_moins20pc[i,j] !=0 && array_LW[i,j] != 0 ){
                  result_LW_REGPATENT_moins20pc[i,j]<-
((array_LW_REGPATENT_moins20pc[i,j]-array_LW[i,j])/array_LW[i,j])*100
            }
      }
}


#Calcul d une variation de la variable REGPATENT de -10%
      REGPATENT<-REGPATENT/0.8*0.9

A<-array(0,c(nmolecule,ncountry))
for(i in 1:nmolecule){
      for(j in 1:ncountry){
            A[i,j]<-
effectREGPRICECONTROL_LW*REGPRICECONTROL[j]+effectREGPROFIT_LW*REGPROFIT[j]+effectR
EGCROSS_LW*REGCROSS[j]+effectREGREF_LW*REGREF[j]+effectREGPHARMACO_LW*REGPHARMACO[j
]+effectREGPATENT_LW*REGPATENT[j]+effectPOP_LW*log(POP[j])+effectHEALTHEXP_LW*log(H
EALTHEXP[j])+effectUAL_LW*UAL[j]+effectMAS_LW*MAS[j]+effectIDV_LW*IDV[j]+effectPDI_
LW*PDI[j]+effectCOMP_LW*COMP[i,j]+effectHOME_LW*HOME[i,j]+effectSUMMER_LW*SUMMER[i,
j]+effectEMEA_LW*EMEA[j]+sum(effectATC*ATC[i,])
            }
}


B<-array(0,c(nmolecule,ncountry))
for(i in 1:nmolecule){
      for(j in 1:ncountry){
            B[i,j]<-
effectREGPRICECONTROL_LP*REGPRICECONTROL[j]+effectREGPROFIT_LP*REGPROFIT[j]+effectR
EGCROSS_LP*REGCROSS[j]+effectREGREF_LP*REGREF[j]+effectREGPHARMACO_LP*REGPHARMACO[j
]+effectREGPATENT_LP*REGPATENT[j]+effectPOP_LP*log(POP[j])+effectHEALTHEXP_LP*log(H
EALTHEXP[j])+effectUAL_LP*UAL[j]+effectMAS_LP*MAS[j]+effectIDV_LP*IDV[j]+effectPDI_
LP*PDI[j]+effectCOMP_LP*COMP[i,j]+effectHOME_LP*HOME[i,j]+effectDDD_LP*DDD[i]+effec
tINFL_LP*INFL[j]+sum(effectATC*ATC[i,])
            }
}


#definition des facteurs (LP)
```

```
facteur0LP<--gamma0-b1*sigma0-b1*A-b2*sigma0^2-b2*A^2-b2*2*sigma0*A-B
facteur1LP<-1-b1*a1-2*b2*sigma0*a1-2*b2*a1*A
facteur2LP<--b1*a2-b2*a1^2+2*b2*sigma0*a2+2*b2*a2*A
facteur3LP<--2*b2*a1*a2
facteur4LP<--b2*a2^2

#definition des facteurs (LW)

facteur0LW<--sigma0-a1*gamma0-a1*B-a2*gamma0^2-a2*B^2-a2*2*gamma0*B-A
facteur1LW<-1-a1*b1-2*a2*gamma0*b1-2*a2*b1*B
facteur2LW<--a1*b2-a2*b1^2+2*a2*gamma0*b2+2*a2*b2*B
facteur3LW<--2*a2*b1*b2
facteur4LW<--a2*b2^2

array_LP_REGPATENT_moins10pc<-array(0,c(nmolecule,ncountry))
array_LW_REGPATENT_moins10pc<-array(0,c(nmolecule,ncountry))

for(i in 1:nmolecule){
      for(j in 1:ncountry){
            LP<-
solve(polynomial(c(facteur0LP[i,j],facteur1LP[i,j],facteur2LP[i,j],facteur3LP,facte
ur4LP)))
            LW<-
solve(polynomial(c(facteur0LW[i,j],facteur1LW[i,j],facteur2LW[i,j],facteur3LW,facte
ur4LW)))
            for(k in 1:4){
                  if(Im(LP[k])==0 && Re(LP[k])>0) {
                        for(m in 1:4){
                              if(Im(LW[m])==0 && Re(LW[m])>0 ){
                                    array_LP_REGPATENT_moins10pc[i,j]<-Re(LP[k])
                                    array_LW_REGPATENT_moins10pc[i,j]<-Re(LW[m])

                              }
                        }
                  }
            }
      }
}


result_LW_REGPATENT_moins10pc<-array(0,c(nmolecule,ncountry))
for(i in 1:nmolecule){
      for(j in 1:ncountry){
            if(array_LW_REGPATENT_moins10pc[i,j] !=0 && array_LW[i,j] != 0 ){
                  result_LW_REGPATENT_moins10pc[i,j]<-
((array_LW_REGPATENT_moins10pc[i,j]-array_LW[i,j])/array_LW[i,j])*100
            }
      }
}

#Calcul d une variation de la variable REGPATENT de +10%
      REGPATENT<-REGPATENT/0.9*1.1

A<-array(0,c(nmolecule,ncountry))
for(i in 1:nmolecule){
      for(j in 1:ncountry){
            A[i,j]<-
effectREGPRICECONTROL_LW*REGPRICECONTROL[j]+effectREGPROFIT_LW*REGPROFIT[j]+effectR
EGCROSS_LW*REGCROSS[j]+effectREGREF_LW*REGREF[j]+effectREGPHARMACO_LW*REGPHARMACO[j
]+effectREGPATENT_LW*REGPATENT[j]+effectPOP_LW*log(POP[j])+effectHEALTHEXP_LW*log(H
```

93

```
EALTHEXP[j])+effectUAL_LW*UAL[j]+effectMAS_LW*MAS[j]+effectIDV_LW*IDV[j]+effectPDI_
LW*PDI[j]+effectCOMP_LW*COMP[i,j]+effectHOME_LW*HOME[i,j]+effectSUMMER_LW*SUMMER[i,
j]+effectEMEA_LW*EMEA[j]+sum(effectATC*ATC[i,])
        }
}


B<-array(0,c(nmolecule,ncountry))
for(i in 1:nmolecule){
        for(j in 1:ncountry){
                B[i,j]<-
effectREGPRICECONTROL_LP*REGPRICECONTROL[j]+effectREGPROFIT_LP*REGPROFIT[j]+effectR
EGCROSS_LP*REGCROSS[j]+effectREGREF_LP*REGREF[j]+effectREGPHARMACO_LP*REGPHARMACO[j
]+effectREGPATENT_LP*REGPATENT[j]+effectPOP_LP*log(POP[j])+effectHEALTHEXP_LP*log(H
EALTHEXP[j])+effectUAL_LP*UAL[j]+effectMAS_LP*MAS[j]+effectIDV_LP*IDV[j]+effectPDI_
LP*PDI[j]+effectCOMP_LP*COMP[i,j]+effectHOME_LP*HOME[i,j]+effectDDD_LP*DDD[i]+effec
tINFL_LP*INFL[j]+sum(effectATC*ATC[i,])
        }
}


#definition des facteurs (LP)

facteur0LP<--gamma0-b1*sigma0-b1*A-b2*sigma0^2-b2*A^2-b2*2*sigma0*A-B
facteur1LP<--1-b1*a1-2*b2*sigma0*a1-2*b2*a1*A
facteur2LP<--b1*a2-b2*a1^2+2*b2*sigma0*a2+2*b2*a2*A
facteur3LP<--2*b2*a1*a2
facteur4LP<--b2*a2^2

#definition des facteurs (LW)

facteur0LW<--sigma0-a1*gamma0-a1*B-a2*gamma0^2-a2*B^2-a2*2*gamma0*B-A
facteur1LW<--1-a1*b1-2*a2*gamma0*b1-2*a2*b1*B
facteur2LW<--a1*b2-a2*b1^2+2*a2*gamma0*b2+2*a2*b2*B
facteur3LW<--2*a2*b1*b2
facteur4LW<--a2*b2^2


array_LP_REGPATENT_plus10pc<-array(0,c(nmolecule,ncountry))
array_LW_REGPATENT_plus10pc<-array(0,c(nmolecule,ncountry))

for(i in 1:nmolecule){
        for(j in 1:ncountry){
                LP<-
solve(polynomial(c(facteur0LP[i,j],facteur1LP[i,j],facteur2LP[i,j],facteur3LP,facte
ur4LP)))
                LW<-
solve(polynomial(c(facteur0LW[i,j],facteur1LW[i,j],facteur2LW[i,j],facteur3LW,facte
ur4LW)))

                for(k in 1:4){
                        if(Im(LP[k])==0 && Re(LP[k])>0) {
                                for(m in 1:4){
                                        if(Im(LW[m])==0 && Re(LW[m])>0 ){
                                                array_LP_REGPATENT_plus10pc[i,j]<-Re(LP[k])
                                                array_LW_REGPATENT_plus10pc[i,j]<-Re(LW[m])

                                        }
                                }
                        }
                }
        }
}
```

```
result_LW_REGPATENT_plus10pc<-array(0,c(nmolecule,ncountry))
for(i in 1:nmolecule){
        for(j in 1:ncountry){
                if(array_LW_REGPATENT_plus10pc[i,j] !=0 && array_LW[i,j] != 0 ){
                    result_LW_REGPATENT_plus10pc[i,j]<-
((array_LW_REGPATENT_plus10pc[i,j]-array_LW[i,j])/array_LW[i,j])*100
                }
        }
}


#REGPATENT + 20%
REGPATENT<-REGPATENT/1.1*1.2

A<-array(0,c(nmolecule,ncountry))
for(i in 1:nmolecule){
        for(j in 1:ncountry){
                A[i,j]<-
effectREGPRICECONTROL_LW*REGPRICECONTROL[j]+effectREGPROFIT_LW*REGPROFIT[j]+effectR
EGCROSS_LW*REGCROSS[j]+effectREGREF_LW*REGREF[j]+effectREGPHARMACO_LW*REGPHARMACO[j
]+effectREGPATENT_LW*REGPATENT[j]+effectPOP_LW*log(POP[j])+effectHEALTHEXP_LW*log(H
EALTHEXP[j])+effectUAL_LW*UAL[j]+effectMAS_LW*MAS[j]+effectIDV_LW*IDV[j]+effectPDI_
LW*PDI[j]+effectCOMP_LW*COMP[i,j]+effectHOME_LW*HOME[i,j]+effectSUMMER_LW*SUMMER[i,
j]+effectEMEA_LW*EMEA[j]+sum(effectATC*ATC[i,])
        }
}

B<-array(0,c(nmolecule,ncountry))
for(i in 1:nmolecule){
        for(j in 1:ncountry){
                B[i,j]<-
effectREGPRICECONTROL_LP*REGPRICECONTROL[j]+effectREGPROFIT_LP*REGPROFIT[j]+effectR
EGCROSS_LP*REGCROSS[j]+effectREGREF_LP*REGREF[j]+effectREGPHARMACO_LP*REGPHARMACO[j
]+effectREGPATENT_LP*REGPATENT[j]+effectPOP_LP*log(POP[j])+effectHEALTHEXP_LP*log(H
EALTHEXP[j])+effectUAL_LP*UAL[j]+effectMAS_LP*MAS[j]+effectIDV_LP*IDV[j]+effectPDI_
LP*PDI[j]+effectCOMP_LP*COMP[i,j]+effectHOME_LP*HOME[i,j]+effectDDD_LP*DDD[i]+effec
tINFL_LP*INFL[j]+sum(effectATC*ATC[i,])
        }
}

#definition des facteurs (LP)

facteur0LP<--gamma0-b1*sigma0-b1*A-b2*sigma0^2-b2*A^2-b2*2*sigma0*A-B
facteur1LP<-1-b1*a1-2*b2*sigma0*a1-2*b2*a1*A
facteur2LP<--b1*a2-b2*a1^2+2*b2*sigma0*a2+2*b2*a2*A
facteur3LP<--2*b2*a1*a2
facteur4LP<--b2*a2^2

#definition des facteurs (LW)

facteur0LW<--sigma0-a1*gamma0-a1*B-a2*gamma0^2-a2*B^2-a2*2*gamma0*B-A
facteur1LW<-1-a1*b1-2*a2*gamma0*b1-2*a2*b1*B
facteur2LW<--a1*b2-a2*b1^2+2*a2*gamma0*b2+2*a2*b2*B
facteur3LW<--2*a2*b1*b2
facteur4LW<--a2*b2^2

array_LP_REGPATENT_plus20pc<-array(0,c(nmolecule,ncountry))
array_LW_REGPATENT_plus20pc<-array(0,c(nmolecule,ncountry))

for(i in 1:nmolecule){
```

```
        for(j in 1:ncountry){
                LP<-
solve(polynomial(c(facteur0LP[i,j],facteur1LP[i,j],facteur2LP[i,j],facteur3LP,facte
ur4LP)))
                LW<-
solve(polynomial(c(facteur0LW[i,j],facteur1LW[i,j],facteur2LW[i,j],facteur3LW,facte
ur4LW)))
                for(k in 1:4){
                        if(Im(LP[k])==0 && Re(LP[k])>0) {
                                for(m in 1:4){
                                        if(Im(LW[m])==0 && Re(LW[m])>0 ){
                                                array_LP_REGPATENT_plus20pc[i,j]<-Re(LP[k])
                                                array_LW_REGPATENT_plus20pc[i,j]<-Re(LW[m])
                                                }
                                        }
                                }
                        }
                }
        }

result_LW_REGPATENT_plus20pc<-array(0,c(nmolecule,ncountry))
for(i in 1:nmolecule){
        for(j in 1:ncountry){
                if(array_LW_REGPATENT_plus20pc[i,j] !=0 && array_LW[i,j] != 0 ){
                        result_LW_REGPATENT_plus20pc[i,j]<-
((array_LW_REGPATENT_plus20pc[i,j]-array_LW[i,j])/array_LW[i,j])*100
                }
        }
}

REGPATENT<-REGPATENT/1.2

#---------------------
#Variable UAL
#---------------------

#Calcul d une variation de la variable UAL de -20%

        UAL<-UAL*0.8

A<-array(0,c(nmolecule,ncountry))
for(i in 1:nmolecule){
        for(j in 1:ncountry){
                A[i,j]<-
effectREGPRICECONTROL_LW*REGPRICECONTROL[j]+effectREGPROFIT_LW*REGPROFIT[j]+effectR
EGCROSS_LW*REGCROSS[j]+effectREGREF_LW*REGREF[j]+effectREGPHARMACO_LW*REGPHARMACO[j
]+effectREGPATENT_LW*REGPATENT[j]+effectPOP_LW*log(POP[j])+effectHEALTHEXP_LW*log(H
EALTHEXP[j])+effectUAL_LW*UAL[j]+effectMAS_LW*MAS[j]+effectIDV_LW*IDV[j]+effectPDI_
LW*PDI[j]+effectCOMP_LW*COMP[i,j]+effectHOME_LW*HOME[i,j]+effectSUMMER_LW*SUMMER[i,
j]+effectEMEA_LW*EMEA[j]+sum(effectATC*ATC[i,])
                }
        }

B<-array(0,c(nmolecule,ncountry))
for(i in 1:nmolecule){
        for(j in 1:ncountry){
                B[i,j]<-
effectREGPRICECONTROL_LP*REGPRICECONTROL[j]+effectREGPROFIT_LP*REGPROFIT[j]+effectR
EGCROSS_LP*REGCROSS[j]+effectREGREF_LP*REGREF[j]+effectREGPHARMACO_LP*REGPHARMACO[j
```

```r
]+effectREGPATENT_LP*REGPATENT[j]+effectPOP_LP*log(POP[j])+effectHEALTHEXP_LP*log(H
EALTHEXP[j])+effectUAL_LP*UAL[j]+effectMAS_LP*MAS[j]+effectIDV_LP*IDV[j]+effectPDI_
LP*PDI[j]+effectCOMP_LP*COMP[i,j]+effectHOME_LP*HOME[i,j]+effectDDD_LP*DDD[i]+effec
tINFL_LP*INFL[j]+sum(effectATC*ATC[i,])
        }
}

#definition des facteurs (LP)

facteur0LP<--gamma0-b1*sigma0-b1*A-b2*sigma0^2-b2*A^2-b2*2*sigma0*A-B
facteur1LP<-1-b1*a1-2*b2*sigma0*a1-2*b2*a1*A
facteur2LP<--b1*a2-b2*a1^2+2*b2*sigma0*a2+2*b2*a2*A
facteur3LP<--2*b2*a1*a2
facteur4LP<--b2*a2^2

#definition des facteurs (LW)

facteur0LW<--sigma0-a1*gamma0-a1*B-a2*gamma0^2-a2*B^2-a2*2*gamma0*B-A
facteur1LW<-1-a1*b1-2*a2*gamma0*b1-2*a2*b1*B
facteur2LW<--a1*b2-a2*b1^2+2*a2*gamma0*b2+2*a2*b2*B
facteur3LW<--2*a2*b1*b2
facteur4LW<--a2*b2^2

array_LP_UAL_moins20pc<-array(0,c(nmolecule,ncountry))
array_LW_UAL_moins20pc<-array(0,c(nmolecule,ncountry))

for(i in 1:nmolecule){
        for(j in 1:ncountry){
                LP<-
solve(polynomial(c(facteur0LP[i,j],facteur1LP[i,j],facteur2LP[i,j],facteur3LP,facte
ur4LP)))
                LW<-
solve(polynomial(c(facteur0LW[i,j],facteur1LW[i,j],facteur2LW[i,j],facteur3LW,facte
ur4LW)))

                for(k in 1:4){
                        if(Im(LP[k])==0 && Re(LP[k])>0) {
                                for(m in 1:4){
                                        if(Im(LW[m])==0 && Re(LW[m])>0 ){
                                                array_LP_UAL_moins20pc[i,j]<-Re(LP[k])
                                                array_LW_UAL_moins20pc[i,j]<-Re(LW[m])
                                                }
                                }
                        }
                }
        }

result_LW_UAL_moins20pc<-array(0,c(nmolecule,ncountry))
for(i in 1:nmolecule){
        for(j in 1:ncountry){
                if(array_LW_UAL_moins20pc[i,j] !=0 && array_LW[i,j] != 0 ){
                        result_LW_UAL_moins20pc[i,j]<-((array_LW_UAL_moins20pc[i,j]-
array_LW[i,j])/array_LW[i,j])*100
                }
        }
}

#Calcul d une variation de la variable UAL de -10%
        UAL<-UAL/0.8*0.9
```

97

```
A<-array(0,c(nmolecule,ncountry))
for(i in 1:nmolecule){
        for(j in 1:ncountry){
                A[i,j]<-
effectREGPRICECONTROL_LW*REGPRICECONTROL[j]+effectREGPROFIT_LW*REGPROFIT[j]+effectR
EGCROSS_LW*REGCROSS[j]+effectREGREF_LW*REGREF[j]+effectREGPHARMACO_LW*REGPHARMACO[j
]+effectREGPATENT_LW*REGPATENT[j]+effectPOP_LW*log(POP[j])+effectHEALTHEXP_LW*log(H
EALTHEXP[j])+effectUAL_LW*UAL[j]+effectMAS_LW*MAS[j]+effectIDV_LW*IDV[j]+effectPDI_
LW*PDI[j]+effectCOMP_LW*COMP[i,j]+effectHOME_LW*HOME[i,j]+effectSUMMER_LW*SUMMER[i,
j]+effectEMEA_LW*EMEA[j]+sum(effectATC*ATC[i,])
        }
}

B<-array(0,c(nmolecule,ncountry))
for(i in 1:nmolecule){
        for(j in 1:ncountry){
                B[i,j]<-
effectREGPRICECONTROL_LP*REGPRICECONTROL[j]+effectREGPROFIT_LP*REGPROFIT[j]+effectR
EGCROSS_LP*REGCROSS[j]+effectREGREF_LP*REGREF[j]+effectREGPHARMACO_LP*REGPHARMACO[j
]+effectREGPATENT_LP*REGPATENT[j]+effectPOP_LP*log(POP[j])+effectHEALTHEXP_LP*log(H
EALTHEXP[j])+effectUAL_LP*UAL[j]+effectMAS_LP*MAS[j]+effectIDV_LP*IDV[j]+effectPDI_
LP*PDI[j]+effectCOMP_LP*COMP[i,j]+effectHOME_LP*HOME[i,j]+effectDDD_LP*DDD[i]+effec
tINFL_LP*INFL[j]+sum(effectATC*ATC[i,])
        }
}

#definition des facteurs (LP)

facteur0LP<--gamma0-b1*sigma0-b1*A-b2*sigma0^2-b2*A^2-b2*2*sigma0*A-B
facteur1LP<-1-b1*a1-2*b2*sigma0*a1-2*b2*a1*A
facteur2LP<--b1*a2-b2*a1^2+2*b2*sigma0*a2+2*b2*a2*A
facteur3LP<--2*b2*a1*a2
facteur4LP<--b2*a2^2

#definition des facteurs (LW)

facteur0LW<--sigma0-a1*gamma0-a1*B-a2*gamma0^2-a2*B^2-a2*2*gamma0*B-A
facteur1LW<-1-a1*b1-2*a2*gamma0*b1-2*a2*b1*B
facteur2LW<--a1*b2-a2*b1^2+2*a2*gamma0*b2+2*a2*b2*B
facteur3LW<--2*a2*b1*b2
facteur4LW<--a2*b2^2

array_LP_UAL_moins10pc<-array(0,c(nmolecule,ncountry))
array_LW_UAL_moins10pc<-array(0,c(nmolecule,ncountry))

for(i in 1:nmolecule){
        for(j in 1:ncountry){
                LP<-
solve(polynomial(c(facteur0LP[i,j],facteur1LP[i,j],facteur2LP[i,j],facteur3LP,facte
ur4LP)))
                LW<-
solve(polynomial(c(facteur0LW[i,j],facteur1LW[i,j],facteur2LW[i,j],facteur3LW,facte
ur4LW)))
                for(k in 1:4){
                        if(Im(LP[k])==0 && Re(LP[k])>0) {
                                for(m in 1:4){
                                        if(Im(LW[m])==0 && Re(LW[m])>0 ){
                                                array_LP_UAL_moins10pc[i,j]<-Re(LP[k])
                                                array_LW_UAL_moins10pc[i,j]<-Re(LW[m])
```

```
                                          }
                                   }
                            }
                     }
              }
       }

result_LW_UAL_moins10pc<-array(0,c(nmolecule,ncountry))
for(i in 1:nmolecule){
       for(j in 1:ncountry){
              if(array_LW_UAL_moins10pc[i,j] !=0 && array_LW[i,j] != 0 ){
                     result_LW_UAL_moins10pc[i,j]<-((array_LW_UAL_moins10pc[i,j]-
array_LW[i,j])/array_LW[i,j])*100
                     }
       }
}

#Calcul d une variation de la variable UAL de +10%
       UAL<-UAL/0.9*1.1

A<-array(0,c(nmolecule,ncountry))
for(i in 1:nmolecule){
       for(j in 1:ncountry){
              A[i,j]<-
effectREGPRICECONTROL_LW*REGPRICECONTROL[j]+effectREGPROFIT_LW*REGPROFIT[j]+effectR
EGCROSS_LW*REGCROSS[j]+effectREGREF_LW*REGREF[j]+effectREGPHARMACO_LW*REGPHARMACO[j
]+effectREGPATENT_LW*REGPATENT[j]+effectPOP_LW*log(POP[j])+effectHEALTHEXP_LW*log(H
EALTHEXP[j])+effectUAL_LW*UAL[j]+effectMAS_LW*MAS[j]+effectIDV_LW*IDV[j]+effectPDI_
LW*PDI[j]+effectCOMP_LW*COMP[i,j]+effectHOME_LW*HOME[i,j]+effectSUMMER_LW*SUMMER[i,
j]+effectEMEA_LW*EMEA[j]+sum(effectATC*ATC[i,])
       }
}

B<-array(0,c(nmolecule,ncountry))
for(i in 1:nmolecule){
       for(j in 1:ncountry){
              B[i,j]<-
effectREGPRICECONTROL_LP*REGPRICECONTROL[j]+effectREGPROFIT_LP*REGPROFIT[j]+effectR
EGCROSS_LP*REGCROSS[j]+effectREGREF_LP*REGREF[j]+effectREGPHARMACO_LP*REGPHARMACO[j
]+effectREGPATENT_LP*REGPATENT[j]+effectPOP_LP*log(POP[j])+effectHEALTHEXP_LP*log(H
EALTHEXP[j])+effectUAL_LP*UAL[j]+effectMAS_LP*MAS[j]+effectIDV_LP*IDV[j]+effectPDI_
LP*PDI[j]+effectCOMP_LP*COMP[i,j]+effectHOME_LP*HOME[i,j]+effectDDD_LP*DDD[i]+effec
tINFL_LP*INFL[j]+sum(effectATC*ATC[i,])
       }
}

#definition des facteurs (LP)

facteur0LP<--gamma0-b1*sigma0-b1*A-b2*sigma0^2-b2*A^2-b2*2*sigma0*A-B
facteur1LP<--1-b1*a1-2*b2*sigma0*a1-2*b2*a1*A
facteur2LP<--b1*a2-b2*a1^2+2*b2*sigma0*a2+2*b2*a2*A
facteur3LP<--2*b2*a1*a2
facteur4LP<--b2*a2^2

#definition des facteurs (LW)

facteur0LW<--sigma0-a1*gamma0-a1*B-a2*gamma0^2-a2*B^2-a2*2*gamma0*B-A
facteur1LW<--1-a1*b1-2*a2*gamma0*b1-2*a2*b1*B
facteur2LW<--a1*b2-a2*b1^2+2*a2*gamma0*b2+2*a2*b2*B
facteur3LW<--2*a2*b1*b2
```

99

```
facteur4LW<--a2*b2^2

array_LP_UAL_plus10pc<-array(0,c(nmolecule,ncountry))
array_LW_UAL_plus10pc<-array(0,c(nmolecule,ncountry))

for(i in 1:nmolecule){
        for(j in 1:ncountry){
                LP<-
solve(polynomial(c(facteur0LP[i,j],facteur1LP[i,j],facteur2LP[i,j],facteur3LP,facte
ur4LP)))
                LW<-
solve(polynomial(c(facteur0LW[i,j],facteur1LW[i,j],facteur2LW[i,j],facteur3LW,facte
ur4LW)))
                for(k in 1:4){
                        if(Im(LP[k])==0 && Re(LP[k])>0) {
                                for(m in 1:4){
                                        if(Im(LW[m])==0 && Re(LW[m])>0 ){
                                                array_LP_UAL_plus10pc[i,j]<-Re(LP[k])
                                                array_LW_UAL_plus10pc[i,j]<-Re(LW[m])
                                                }
                                        }
                                }
                        }
                }
        }


result_LW_UAL_plus10pc<-array(0,c(nmolecule,ncountry))
for(i in 1:nmolecule){
        for(j in 1:ncountry){
                if(array_LW_UAL_plus10pc[i,j] !=0 && array_LW[i,j] != 0 ){
                        result_LW_UAL_plus10pc[i,j]<-((array_LW_UAL_plus10pc[i,j]-
array_LW[i,j])/array_LW[i,j])*100
                }
        }
}

#UAL + 20%
UAL<-UAL/1.1*1.2

A<-array(0,c(nmolecule,ncountry))
for(i in 1:nmolecule){
        for(j in 1:ncountry){
                A[i,j]<-
effectREGPRICECONTROL_LW*REGPRICECONTROL[j]+effectREGPROFIT_LW*REGPROFIT[j]+effectR
EGCROSS_LW*REGCROSS[j]+effectREGREF_LW*REGREF[j]+effectREGPHARMACO_LW*REGPHARMACO[j
]+effectREGPATENT_LW*REGPATENT[j]+effectPOP_LW*log(POP[j])+effectHEALTHEXP_LW*log(H
EALTHEXP[j])+effectUAL_LW*UAL[j]+effectMAS_LW*MAS[j]+effectIDV_LW*IDV[j]+effectPDI_
LW*PDI[j]+effectCOMP_LW*COMP[i,j]+effectHOME_LW*HOME[i,j]+effectSUMMER_LW*SUMMER[i,
j]+effectEMEA_LW*EMEA[j]+sum(effectATC*ATC[i,])
        }
}

B<-array(0,c(nmolecule,ncountry))
for(i in 1:nmolecule){
        for(j in 1:ncountry){
                B[i,j]<-
effectREGPRICECONTROL_LP*REGPRICECONTROL[j]+effectREGPROFIT_LP*REGPROFIT[j]+
effectREGCROSS_LP*REGCROSS[j]+effectREGREF_LP*REGREF[j]+effectREGPHARMACO_LP
*REGPHARMACO[j]+effectREGPATENT_LP*REGPATENT[j]+effectPOP_LP*log(POP[j])+
```

```
+effectHEALTHEXP_LP*log(HEALTHEXP[j])+effectUAL_LP*UAL[j]+effectMAS_LP*MAS[j]+effectI
DV_LP*IDV[j]+effectPDI_LP*PDI[j]+effectCOMP_LP*COMP[i,j]+effectHOME_LP*HOME[i,j]+ef
fectDDD_LP*DDD[i]+ effectINFL_LP*INFL[j]+sum(effectATC*ATC[i,])
        }
}

#definition des facteurs (LP)

facteur0LP<--gamma0-b1*sigma0-b1*A-b2*sigma0^2-b2*A^2-b2*2*sigma0*A-B
facteur1LP<-1-b1*a1-2*b2*sigma0*a1-2*b2*a1*A
facteur2LP<--b1*a2-b2*a1^2+2*b2*sigma0*a2+2*b2*a2*A
facteur3LP<--2*b2*a1*a2
facteur4LP<--b2*a2^2

#definition des facteurs (LW)

facteur0LW<--sigma0-a1*gamma0-a1*B-a2*gamma0^2-a2*B^2-a2*2*gamma0*B-A
facteur1LW<-1-a1*b1-2*a2*gamma0*b1-2*a2*b1*B
facteur2LW<--a1*b2-a2*b1^2+2*a2*gamma0*b2+2*a2*b2*B
facteur3LW<--2*a2*b1*b2
facteur4LW<--a2*b2^2

array_LP_UAL_plus20pc<-array(0,c(nmolecule,ncountry))
array_LW_UAL_plus20pc<-array(0,c(nmolecule,ncountry))

for(i in 1:nmolecule){
        for(j in 1:ncountry){
                LP<-
solve(polynomial(c(facteur0LP[i,j],facteur1LP[i,j],facteur2LP[i,j],facteur3LP,facte
ur4LP)))
                LW<-
solve(polynomial(c(facteur0LW[i,j],facteur1LW[i,j],facteur2LW[i,j],facteur3LW,facte
ur4LW)))
                for(k in 1:4){
                        if(Im(LP[k])==0 && Re(LP[k])>0) {
                                for(m in 1:4){
                                        if(Im(LW[m])==0 && Re(LW[m])>0 ){
                                                array_LP_UAL_plus20pc[i,j]<-Re(LP[k])
                                                array_LW_UAL_plus20pc[i,j]<-Re(LW[m])
                                                }
                                        }
                                }
                        }
                }
        }

result_LW_UAL_plus20pc<-array(0,c(nmolecule,ncountry))
for(i in 1:nmolecule){
        for(j in 1:ncountry){
                if(array_LW_UAL_plus20pc[i,j] !=0 && array_LW[i,j] != 0 ){
                        result_LW_UAL_plus20pc[i,j]<-((array_LW_UAL_plus20pc[i,j]-
array_LW[i,j])/array_LW[i,j])*100
                }
        }
}


UAL<-UAL/1.2
```

```
#----------------------
#Variable MAS
#----------------------

#Calcul d une variation de la variable MAS de -20%
        MAS<-MAS*0.8

A<-array(0,c(nmolecule,ncountry))
for(i in 1:nmolecule){
        for(j in 1:ncountry){
                A[i,j]<-
effectREGPRICECONTROL_LW*REGPRICECONTROL[j]+effectREGPROFIT_LW*REGPROFIT[j]+effectR
EGCROSS_LW*REGCROSS[j]+effectREGREF_LW*REGREF[j]+effectREGPHARMACO_LW*REGPHARMACO[j
]+effectREGPATENT_LW*REGPATENT[j]+effectPOP_LW*log(POP[j])+effectHEALTHEXP_LW*log(H
EALTHEXP[j])+effectUAL_LW*UAL[j]+effectMAS_LW*MAS[j]+effectIDV_LW*IDV[j]+effectPDI_
LW*PDI[j]+effectCOMP_LW*COMP[i,j]+effectHOME_LW*HOME[i,j]+effectSUMMER_LW*SUMMER[i,
j]+effectEMEA_LW*EMEA[j]+sum(effectATC*ATC[i,])
        }
}

B<-array(0,c(nmolecule,ncountry))
for(i in 1:nmolecule){
        for(j in 1:ncountry){
                B[i,j]<-
effectREGPRICECONTROL_LP*REGPRICECONTROL[j]+effectREGPROFIT_LP*REGPROFIT[j]+effectR
EGCROSS_LP*REGCROSS[j]+effectREGREF_LP*REGREF[j]+effectREGPHARMACO_LP*REGPHARMACO[j
]+effectREGPATENT_LP*REGPATENT[j]+effectPOP_LP*log(POP[j])+effectHEALTHEXP_LP*log(H
EALTHEXP[j])+effectUAL_LP*UAL[j]+effectMAS_LP*MAS[j]+effectIDV_LP*IDV[j]+effectPDI_
LP*PDI[j]+effectCOMP_LP*COMP[i,j]+effectHOME_LP*HOME[i,j]+effectDDD_LP*DDD[i]+effec
tINFL_LP*INFL[j]+sum(effectATC*ATC[i,])
        }
}

#definition des facteurs (LP)

facteur0LP<--gamma0-b1*sigma0-b1*A-b2*sigma0^2-b2*A^2-b2*2*sigma0*A-B
facteur1LP<-1-b1*a1-2*b2*sigma0*a1-2*b2*a1*A
facteur2LP<--b1*a2-b2*a1^2+2*b2*sigma0*a2+2*b2*a2*A
facteur3LP<--2*b2*a1*a2
facteur4LP<--b2*a2^2

#definition des facteurs (LW)

facteur0LW<--sigma0-a1*gamma0-a1*B-a2*gamma0^2-a2*B^2-a2*2*gamma0*B-A
facteur1LW<-1-a1*b1-2*a2*gamma0*b1-2*a2*b1*B
facteur2LW<--a1*b2-a2*b1^2+2*a2*gamma0*b2+2*a2*b2*B
facteur3LW<--2*a2*b1*b2
facteur4LW<--a2*b2^2

array_LP_MAS_moins20pc<-array(0,c(nmolecule,ncountry))
array_LW_MAS_moins20pc<-array(0,c(nmolecule,ncountry))

for(i in 1:nmolecule){
        for(j in 1:ncountry){
                LP<-
solve(polynomial(c(facteur0LP[i,j],facteur1LP[i,j],facteur2LP[i,j],facteur3LP,facte
ur4LP)))
```

```
            LW<-
solve(polynomial(c(facteur0LW[i,j],facteur1LW[i,j],facteur2LW[i,j],facteur3LW,facte
ur4LW)))
            for(k in 1:4){
                if(Im(LP[k])==0 && Re(LP[k])>0) {
                    for(m in 1:4){
                        if(Im(LW[m])==0 && Re(LW[m])>0 ){
                            array_LP_MAS_moins20pc[i,j]<-Re(LP[k])
                            array_LW_MAS_moins20pc[i,j]<-Re(LW[m])
                            }
                        }
                    }
                }
            }
        }

result_LW_MAS_moins20pc<-array(0,c(nmolecule,ncountry))
for(i in 1:nmolecule){
        for(j in 1:ncountry){
            if(array_LW_MAS_moins20pc[i,j] !=0 && array_LW[i,j] != 0 ){
                result_LW_MAS_moins20pc[i,j]<-((array_LW_MAS_moins20pc[i,j]-
array_LW[i,j])/array_LW[i,j])*100
            }
        }
}

#Calcul d une variation de la variable UAL de -10%
        MAS<-MAS/0.8*0.9

A<-array(0,c(nmolecule,ncountry))
for(i in 1:nmolecule){
        for(j in 1:ncountry){
            A[i,j]<-
effectREGPRICECONTROL_LW*REGPRICECONTROL[j]+effectREGPROFIT_LW*REGPROFIT[j]+effectR
EGCROSS_LW*REGCROSS[j]+effectREGREF_LW*REGREF[j]+effectREGPHARMACO_LW*REGPHARMACO[j
]+effectREGPATENT_LW*REGPATENT[j]+effectPOP_LW*log(POP[j])+effectHEALTHEXP_LW*log(H
EALTHEXP[j])+effectUAL_LW*UAL[j]+effectMAS_LW*MAS[j]+effectIDV_LW*IDV[j]+effectPDI_
LW*PDI[j]+effectCOMP_LW*COMP[i,j]+effectHOME_LW*HOME[i,j]+effectSUMMER_LW*SUMMER[i,
j]+effectEMEA_LW*EMEA[j]+sum(effectATC*ATC[i,])
        }
}

B<-array(0,c(nmolecule,ncountry))
for(i in 1:nmolecule){
        for(j in 1:ncountry){
            B[i,j]<-
effectREGPRICECONTROL_LP*REGPRICECONTROL[j]+effectREGPROFIT_LP*REGPROFIT[j]
        +effectREGCROSS_LP*REGCROSS[j]+effectREGREF_LP*REGREF[j]+effectREGPHARMACO_LP
*REGPHARMACO[j]
        +effectREGPATENT_LP*REGPATENT[j]+effectPOP_LP*log(POP[j])+effectHEALTHEXP_LP*
log(HEALTHEXP[j])+effectUAL_LP*UAL[j]+effectMAS_LP*MAS[j]+effectIDV_LP*IDV[j]+effec
tPDI_LP*PDI[j]+effectCOMP_LP*COMP[i,j]+effectHOME_LP*HOME[i,j]+effectDDD_LP*DDD[i]+
effectINFL_LP*INFL[j]+sum(effectATC*ATC[i,])
        }
}

#definition des facteurs (LP)
```

```
facteur0LP<--gamma0-b1*sigma0-b1*A-b2*sigma0^2-b2*A^2-b2*2*sigma0*A-B
facteur1LP<-1-b1*a1-2*b2*sigma0*a1-2*b2*a1*A
facteur2LP<--b1*a2-b2*a1^2+2*b2*sigma0*a2+2*b2*a2*A
facteur3LP<--2*b2*a1*a2
facteur4LP<--b2*a2^2

#definition des facteurs (LW)

facteur0LW<--sigma0-a1*gamma0-a1*B-a2*gamma0^2-a2*B^2-a2*2*gamma0*B-A
facteur1LW<-1-a1*b1-2*a2*gamma0*b1-2*a2*b1*B
facteur2LW<--a1*b2-a2*b1^2+2*a2*gamma0*b2+2*a2*b2*B
facteur3LW<--2*a2*b1*b2
facteur4LW<--a2*b2^2


array_LP_MAS_moins10pc<-array(0,c(nmolecule,ncountry))
array_LW_MAS_moins10pc<-array(0,c(nmolecule,ncountry))

for(i in 1:nmolecule){
        for(j in 1:ncountry){
                LP<-
solve(polynomial(c(facteur0LP[i,j],facteur1LP[i,j],facteur2LP[i,j],facteur3LP,facte
ur4LP)))
                LW<-
solve(polynomial(c(facteur0LW[i,j],facteur1LW[i,j],facteur2LW[i,j],facteur3LW,facte
ur4LW)))
                for(k in 1:4){
                        if(Im(LP[k])==0 && Re(LP[k])>0) {
                                for(m in 1:4){
                                        if(Im(LW[m])==0 && Re(LW[m])>0 ) {
                                                array_LP_MAS_moins10pc[i,j]<-Re(LP[k])
                                                array_LW_MAS_moins10pc[i,j]<-Re(LW[m])
                                                }
                                        }
                                }
                        }
                }
        }

result_LW_MAS_moins10pc<-array(0,c(nmolecule,ncountry))
for(i in 1:nmolecule){
        for(j in 1:ncountry){
                if(array_LW_MAS_moins10pc[i,j] !=0 && array_LW[i,j] != 0 ){
                        result_LW_MAS_moins10pc[i,j]<-((array_LW_MAS_moins10pc[i,j]-
array_LW[i,j])/array_LW[i,j])*100
                        }
                }
        }

#Calcul d une variation de la variable MAS de +10%
        MAS<-MAS/0.9*1.1

A<-array(0,c(nmolecule,ncountry))
for(i in 1:nmolecule){
        for(j in 1:ncountry){
                A[i,j]<-
effectREGPRICECONTROL_LW*REGPRICECONTROL[j]+effectREGPROFIT_LW*REGPROFIT[j]+effectR
EGCROSS_LW*REGCROSS[j]+effectREGREF_LW*REGREF[j]+effectREGPHARMACO_LW*REGPHARMACO[j
]+effectREGPATENT_LW*REGPATENT[j]+effectPOP_LW*log(POP[j])+effectHEALTHEXP_LW*log(H
EALTHEXP[j])+effectUAL_LW*UAL[j]+effectMAS_LW*MAS[j]+effectIDV_LW*IDV[j]+effectPDI_
```

```
LW*PDI[j]+effectCOMP_LW*COMP[i,j]+effectHOME_LW*HOME[i,j]+effectSUMMER_LW*SUMMER[i,
j]+effectEMEA_LW*EMEA[j]+sum(effectATC*ATC[i,])
        }
}

B<-array(0,c(nmolecule,ncountry))
for(i in 1:nmolecule){
        for(j in 1:ncountry){
                B[i,j]<-
effectREGPRICECONTROL_LP*REGPRICECONTROL[j]+effectREGPROFIT_LP*REGPROFIT[j]+effectR
EGCROSS_LP*REGCROSS[j]+effectREGREF_LP*REGREF[j]+effectREGPHARMACO_LP*REGPHARMACO[j
]+effectREGPATENT_LP*REGPATENT[j]+effectPOP_LP*log(POP[j])+effectHEALTHEXP_LP*log(H
EALTHEXP[j])+effectUAL_LP*UAL[j]+effectMAS_LP*MAS[j]+effectIDV_LP*IDV[j]+effectPDI_
LP*PDI[j]+effectCOMP_LP*COMP[i,j]+effectHOME_LP*HOME[i,j]+effectDDD_LP*DDD[i]+effec
tINFL_LP*INFL[j]+sum(effectATC*ATC[i,])
        }
}

#definition des facteurs (LP)

facteur0LP<--gamma0-b1*sigma0-b1*A-b2*sigma0^2-b2*A^2-b2*2*sigma0*A-B
facteur1LP<--1-b1*a1-2*b2*sigma0*a1-2*b2*a1*A
facteur2LP<--b1*a2-b2*a1^2+2*b2*sigma0*a2+2*b2*a2*A
facteur3LP<--2*b2*a1*a2
facteur4LP<--b2*a2^2

#definition des facteurs (LW)

facteur0LW<--sigma0-a1*gamma0-a1*B-a2*gamma0^2-a2*B^2-a2*2*gamma0*B-A
facteur1LW<--1-a1*b1-2*a2*gamma0*b1-2*a2*b1*B
facteur2LW<--a1*b2-a2*b1^2+2*a2*gamma0*b2+2*a2*b2*B
facteur3LW<--2*a2*b1*b2
facteur4LW<--a2*b2^2

array_LP_MAS_plus10pc<-array(0,c(nmolecule,ncountry))
array_LW_MAS_plus10pc<-array(0,c(nmolecule,ncountry))

for(i in 1:nmolecule){
        for(j in 1:ncountry){
                LP<-
solve(polynomial(c(facteur0LP[i,j],facteur1LP[i,j],facteur2LP[i,j],facteur3LP,facte
ur4LP)))
                LW<-
solve(polynomial(c(facteur0LW[i,j],facteur1LW[i,j],facteur2LW[i,j],facteur3LW,facte
ur4LW)))
                for(k in 1:4){
                        if(Im(LP[k])==0 && Re(LP[k])>0) {
                                for(m in 1:4){
                                        if(Im(LW[m])==0 && Re(LW[m])>0 ){
                                                array_LP_MAS_plus10pc[i,j]<-Re(LP[k])
                                                array_LW_MAS_plus10pc[i,j]<-Re(LW[m])
                                                }
                                        }
                                }
                        }
                }
        }

result_LW_MAS_plus10pc<-array(0,c(nmolecule,ncountry))
for(i in 1:nmolecule){
```

```
        for(j in 1:ncountry){
                if(array_LW_MAS_plus10pc[i,j] !=0 && array_LW[i,j] != 0 ){
                        result_LW_MAS_plus10pc[i,j]<-((array_LW_MAS_plus10pc[i,j]-
array_LW[i,j])/array_LW[i,j])*100
                }
        }
}


#MAS + 20%
MAS<-MAS/1.1*1.2

A<-array(0,c(nmolecule,ncountry))
for(i in 1:nmolecule){
        for(j in 1:ncountry){
                A[i,j]<-
effectREGPRICECONTROL_LW*REGPRICECONTROL[j]+effectREGPROFIT_LW*REGPROFIT[j]+effectR
EGCROSS_LW*REGCROSS[j]+effectREGREF_LW*REGREF[j]+effectREGPHARMACO_LW*REGPHARMACO[j
]+effectREGPATENT_LW*REGPATENT[j]+effectPOP_LW*log(POP[j])+effectHEALTHEXP_LW*log(H
EALTHEXP[j])+effectUAL_LW*UAL[j]+effectMAS_LW*MAS[j]+effectIDV_LW*IDV[j]+effectPDI_
LW*PDI[j]+effectCOMP_LW*COMP[i,j]+effectHOME_LW*HOME[i,j]+effectSUMMER_LW*SUMMER[i,
j]+effectEMEA_LW*EMEA[j]+sum(effectATC*ATC[i,])
        }
}

B<-array(0,c(nmolecule,ncountry))
for(i in 1:nmolecule){
        for(j in 1:ncountry){
                B[i,j]<-
effectREGPRICECONTROL_LP*REGPRICECONTROL[j]+effectREGPROFIT_LP*REGPROFIT[j]+effectR
EGCROSS_LP*REGCROSS[j]+effectREGREF_LP*REGREF[j]+effectREGPHARMACO_LP*REGPHARMACO[j
]+effectREGPATENT_LP*REGPATENT[j]+effectPOP_LP*log(POP[j])+effectHEALTHEXP_LP*log(H
EALTHEXP[j])+effectUAL_LP*UAL[j]+effectMAS_LP*MAS[j]+effectIDV_LP*IDV[j]+effectPDI_
LP*PDI[j]+effectCOMP_LP*COMP[i,j]+effectHOME_LP*HOME[i,j]+effectDDD_LP*DDD[i]+effec
tINFL_LP*INFL[j]+sum(effectATC*ATC[i,])
        }
}

#definition des facteurs (LP)

facteur0LP<--gamma0-b1*sigma0-b1*A-b2*sigma0^2-b2*A^2-b2*2*sigma0*A-B
facteur1LP<--1-b1*a1-2*b2*sigma0*a1-2*b2*a1*A
facteur2LP<--b1*a2-b2*a1^2+2*b2*sigma0*a2+2*b2*a2*A
facteur3LP<--2*b2*a1*a2
facteur4LP<--b2*a2^2

#definition des facteurs (LW)

facteur0LW<--sigma0-a1*gamma0-a1*B-a2*gamma0^2-a2*B^2-a2*2*gamma0*B-A
facteur1LW<--1-a1*b1-2*a2*gamma0*b1-2*a2*b1*B
facteur2LW<--a1*b2-a2*b1^2+2*a2*gamma0*b2+2*a2*b2*B
facteur3LW<--2*a2*b1*b2
facteur4LW<--a2*b2^2

array_LP_MAS_plus20pc<-array(0,c(nmolecule,ncountry))
array_LW_MAS_plus20pc<-array(0,c(nmolecule,ncountry))

for(i in 1:nmolecule){
        for(j in 1:ncountry){
```

```
            LP<-
solve(polynomial(c(facteur0LP[i,j],facteur1LP[i,j],facteur2LP[i,j],facteur3LP,facte
ur4LP)))
            LW<-
solve(polynomial(c(facteur0LW[i,j],facteur1LW[i,j],facteur2LW[i,j],facteur3LW,facte
ur4LW)))
                for(k in 1:4){
                    if(Im(LP[k])==0 && Re(LP[k])>0) {
                        for(m in 1:4){
                            if(Im(LW[m])==0 && Re(LW[m])>0 ){
                                array_LP_MAS_plus20pc[i,j]<-Re(LP[k])
                                array_LW_MAS_plus20pc[i,j]<-Re(LW[m])


                            }
                        }
                    }
                }
            }
        }


result_LW_MAS_plus20pc<-array(0,c(nmolecule,ncountry))
for(i in 1:nmolecule){
        for(j in 1:ncountry){
            if(array_LW_MAS_plus20pc[i,j] !=0 && array_LW[i,j] != 0 ){
                result_LW_MAS_plus20pc[i,j]<-((array_LW_MAS_plus20pc[i,j]-
array_LW[i,j])/array_LW[i,j])*100
            }
        }
}


MAS<-MAS/1.2

#----------------------
#Variable IDV
#----------------------

#Calcul d une variation de la variable IDV de -20%
        IDV<-IDV*0.8

A<-array(0,c(nmolecule,ncountry))
for(i in 1:nmolecule){
        for(j in 1:ncountry){
            A[i,j]<-
effectREGPRICECONTROL_LW*REGPRICECONTROL[j]+effectREGPROFIT_LW*REGPROFIT[j]+effectR
EGCROSS_LW*REGCROSS[j]+effectREGREF_LW*REGREF[j]+effectREGPHARMACO_LW*REGPHARMACO[j
]+effectREGPATENT_LW*REGPATENT[j]+effectPOP_LW*log(POP[j])+effectHEALTHEXP_LW*log(H
EALTHEXP[j])+effectUAL_LW*UAL[j]+effectMAS_LW*MAS[j]+effectIDV_LW*IDV[j]+effectPDI_
LW*PDI[j]+effectCOMP_LW*COMP[i,j]+effectHOME_LW*HOME[i,j]+effectSUMMER_LW*SUMMER[i,
j]+effectEMEA_LW*EMEA[j]+sum(effectATC*ATC[i,])
        }
}


B<-array(0,c(nmolecule,ncountry))
for(i in 1:nmolecule){
        for(j in 1:ncountry){
            B[i,j]<-
effectREGPRICECONTROL_LP*REGPRICECONTROL[j]+effectREGPROFIT_LP*REGPROFIT[j]+effectR
EGCROSS_LP*REGCROSS[j]+effectREGREF_LP*REGREF[j]+effectREGPHARMACO_LP*REGPHARMACO[j]+eff
ectREGPATENT_LP*REGPATENT[j]+effectPOP_LP*log(POP[j])+effectHEALTHEXP_LP*log(H
EALTHEXP[j])+effectUAL_LP*UAL[j]+effectMAS_LP*MAS[j]+effectIDV_LP*IDV[j]+effectPDI_
```

```
LP*PDI[j]+effectCOMP_LP*COMP[i,j]+effectHOME_LP*HOME[i,j]+effectDDD_LP*DDD[i]+effec
tINFL_LP*INFL[j]+sum(effectATC*ATC[i,])
        }
}


#definition des facteurs (LP)

facteur0LP<--gamma0-b1*sigma0-b1*A-b2*sigma0^2-b2*A^2-b2*2*sigma0*A-B
facteur1LP<-1-b1*a1-2*b2*sigma0*a1-2*b2*a1*A
facteur2LP<--b1*a2-b2*a1^2+2*b2*sigma0*a2+2*b2*a2*A
facteur3LP<--2*b2*a1*a2
facteur4LP<--b2*a2^2

#definition des facteurs (LW)

facteur0LW<--sigma0-a1*gamma0-a1*B-a2*gamma0^2-a2*B^2-a2*2*gamma0*B-A
facteur1LW<-1-a1*b1-2*a2*gamma0*b1-2*a2*b1*B
facteur2LW<--a1*b2-a2*b1^2+2*a2*gamma0*b2+2*a2*b2*B
facteur3LW<--2*a2*b1*b2
facteur4LW<--a2*b2^2

array_LP_IDV_moins20pc<-array(0,c(nmolecule,ncountry))
array_LW_IDV_moins20pc<-array(0,c(nmolecule,ncountry))

for(i in 1:nmolecule){
        for(j in 1:ncountry){
                LP<-
solve(polynomial(c(facteur0LP[i,j],facteur1LP[i,j],facteur2LP[i,j],facteur3LP,facte
ur4LP)))
                LW<-
solve(polynomial(c(facteur0LW[i,j],facteur1LW[i,j],facteur2LW[i,j],facteur3LW,facte
ur4LW)))
                for(k in 1:4){
                        if(Im(LP[k])==0 && Re(LP[k])>0) {
                                for(m in 1:4){
                                        if(Im(LW[m])==0 && Re(LW[m])>0 ){
                                                array_LP_IDV_moins20pc[i,j]<-Re(LP[k])
                                                array_LW_IDV_moins20pc[i,j]<-Re(LW[m])
                                                }
                                        }
                                }
                        }
                }
        }

result_LW_IDV_moins20pc<-array(0,c(nmolecule,ncountry))
for(i in 1:nmolecule){
        for(j in 1:ncountry){
                if(array_LW_IDV_moins20pc[i,j] !=0 && array_LW[i,j] != 0 ){
                        result_LW_IDV_moins20pc[i,j]<-((array_LW_IDV_moins20pc[i,j]-
array_LW[i,j])/array_LW[i,j])*100
                        }
                }
}


#Calcul d une variation de la variable IDV de -10%
        IDV<-IDV/0.8*0.9

A<-array(0,c(nmolecule,ncountry))
```

```
for(i in 1:nmolecule){
      for(j in 1:ncountry){
            A[i,j]<-
effectREGPRICECONTROL_LW*REGPRICECONTROL[j]+effectREGPROFIT_LW*REGPROFIT[j]+effectR
EGCROSS_LW*REGCROSS[j]+effectREGREF_LW*REGREF[j]+effectREGPHARMACO_LW*REGPHARMACO[j
]+effectREGPATENT_LW*REGPATENT[j]+effectPOP_LW*log(POP[j])+effectHEALTHEXP_LW*log(H
EALTHEXP[j])+effectUAL_LW*UAL[j]+effectMAS_LW*MAS[j]+effectIDV_LW*IDV[j]+effectPDI_
LW*PDI[j]+effectCOMP_LW*COMP[i,j]+effectHOME_LW*HOME[i,j]+effectSUMMER_LW*SUMMER[i,
j]+effectEMEA_LW*EMEA[j]+sum(effectATC*ATC[i,])
            }
}

B<-array(0,c(nmolecule,ncountry))
for(i in 1:nmolecule){
      for(j in 1:ncountry){
            B[i,j]<-
effectREGPRICECONTROL_LP*REGPRICECONTROL[j]+effectREGPROFIT_LP*REGPROFIT[j]+effectR
EGCROSS_LP*REGCROSS[j]+effectREGREF_LP*REGREF[j]+effectREGPHARMACO_LP*REGPHARMACO[j
]+effectREGPATENT_LP*REGPATENT[j]+effectPOP_LP*log(POP[j])+effectHEALTHEXP_LP*log(H
EALTHEXP[j])+effectUAL_LP*UAL[j]+effectMAS_LP*MAS[j]+effectIDV_LP*IDV[j]+effectPDI_
LP*PDI[j]+effectCOMP_LP*COMP[i,j]+effectHOME_LP*HOME[i,j]+effectDDD_LP*DDD[i]+effec
tINFL_LP*INFL[j]+sum(effectATC*ATC[i,])
            }
}

#definition des facteurs (LP)

facteur0LP<--gamma0-b1*sigma0-b1*A-b2*sigma0^2-b2*A^2-b2*2*sigma0*A-B
facteur1LP<-1-b1*a1-2*b2*sigma0*a1-2*b2*a1*A
facteur2LP<--b1*a2-b2*a1^2+2*b2*sigma0*a2+2*b2*a2*A
facteur3LP<--2*b2*a1*a2
facteur4LP<--b2*a2^2

#definition des facteurs (LW)

facteur0LW<--sigma0-a1*gamma0-a1*B-a2*gamma0^2-a2*B^2-a2*2*gamma0*B-A
facteur1LW<-1-a1*b1-2*a2*gamma0*b1-2*a2*b1*B
facteur2LW<--a1*b2-a2*b1^2+2*a2*gamma0*b2+2*a2*b2*B
facteur3LW<--2*a2*b1*b2
facteur4LW<--a2*b2^2

array_LP_IDV_moins10pc<-array(0,c(nmolecule,ncountry))
array_LW_IDV_moins10pc<-array(0,c(nmolecule,ncountry))

for(i in 1:nmolecule){
      for(j in 1:ncountry){
            LP<-
solve(polynomial(c(facteur0LP[i,j],facteur1LP[i,j],facteur2LP[i,j],facteur3LP,facte
ur4LP)))
            LW<-
solve(polynomial(c(facteur0LW[i,j],facteur1LW[i,j],facteur2LW[i,j],facteur3LW,facte
ur4LW)))
            for(k in 1:4){
                  if(Im(LP[k])==0 && Re(LP[k])>0) {
                        for(m in 1:4){
                              if(Im(LW[m])==0 && Re(LW[m])>0 ){
                                    array_LP_IDV_moins10pc[i,j]<-Re(LP[k])
                                    array_LW_IDV_moins10pc[i,j]<-Re(LW[m])
                                    }
                              }
```

```
                                    }
                            }
                    }
            }

result_LW_IDV_moins10pc<-array(0,c(nmolecule,ncountry))
for(i in 1:nmolecule){
        for(j in 1:ncountry){
                if(array_LW_IDV_moins10pc[i,j] !=0 && array_LW[i,j] != 0 ){
                        result_LW_IDV_moins10pc[i,j]<-((array_LW_IDV_moins10pc[i,j]-
array_LW[i,j])/array_LW[i,j])*100
                }
        }
}

#Calcul d une variation de la variable IDV de +10%
        IDV<-IDV/0.9*1.1

A<-array(0,c(nmolecule,ncountry))
for(i in 1:nmolecule){
        for(j in 1:ncountry){
                A[i,j]<-
effectREGPRICECONTROL_LW*REGPRICECONTROL[j]+effectREGPROFIT_LW*REGPROFIT[j]+effectR
EGCROSS_LW*REGCROSS[j]+effectREGREF_LW*REGREF[j]+effectREGPHARMACO_LW*REGPHARMACO[j
]+effectREGPATENT_LW*REGPATENT[j]+effectPOP_LW*log(POP[j])+effectHEALTHEXP_LW*log(H
EALTHEXP[j])+effectUAL_LW*UAL[j]+effectMAS_LW*MAS[j]+effectIDV_LW*IDV[j]+effectPDI_
LW*PDI[j]+effectCOMP_LW*COMP[i,j]+effectHOME_LW*HOME[i,j]+effectSUMMER_LW*SUMMER[i,
j]+effectEMEA_LW*EMEA[j]+sum(effectATC*ATC[i,])
        }
}

B<-array(0,c(nmolecule,ncountry))
for(i in 1:nmolecule){
        for(j in 1:ncountry){
                B[i,j]<-
effectREGPRICECONTROL_LP*REGPRICECONTROL[j]+effectREGPROFIT_LP*REGPROFIT[j]+effectR
EGCROSS_LP*REGCROSS[j]+effectREGREF_LP*REGREF[j]+effectREGPHARMACO_LP*REGPHARMACO[j
]+effectREGPATENT_LP*REGPATENT[j]+effectPOP_LP*log(POP[j])+effectHEALTHEXP_LP*log(H
EALTHEXP[j])+effectUAL_LP*UAL[j]+effectMAS_LP*MAS[j]+effectIDV_LP*IDV[j]+effectPDI_
LP*PDI[j]+effectCOMP_LP*COMP[i,j]+effectHOME_LP*HOME[i,j]+effectDDD_LP*DDD[i]+effec
tINFL_LP*INFL[j]+sum(effectATC*ATC[i,])
        }
}

#definition des facteurs (LP)

facteur0LP<--gamma0-b1*sigma0-b1*A-b2*sigma0^2-b2*A^2-b2*2*sigma0*A-B
facteur1LP<-1-b1*a1-2*b2*sigma0*a1-2*b2*a1*A
facteur2LP<--b1*a2-b2*a1^2+2*b2*sigma0*a2+2*b2*a2*A
facteur3LP<--2*b2*a1*a2
facteur4LP<--b2*a2^2

#definition des facteurs (LW)

facteur0LW<--sigma0-a1*gamma0-a1*B-a2*gamma0^2-a2*B^2-a2*2*gamma0*B-A
facteur1LW<-1-a1*b1-2*a2*gamma0*b1-2*a2*b1*B
facteur2LW<--a1*b2-a2*b1^2+2*a2*gamma0*b2+2*a2*b2*B
facteur3LW<--2*a2*b1*b2
facteur4LW<--a2*b2^2
```

110

```
array_LP_IDV_plus10pc<-array(0,c(nmolecule,ncountry))
array_LW_IDV_plus10pc<-array(0,c(nmolecule,ncountry))

for(i in 1:nmolecule){
        for(j in 1:ncountry){
                LP<-
solve(polynomial(c(facteur0LP[i,j],facteur1LP[i,j],facteur2LP[i,j],facteur3LP,facte
ur4LP)))
                LW<-
solve(polynomial(c(facteur0LW[i,j],facteur1LW[i,j],facteur2LW[i,j],facteur3LW,facte
ur4LW)))
                for(k in 1:4){
                        if(Im(LP[k])==0 && Re(LP[k])>0) {
                                for(m in 1:4){
                                        if(Im(LW[m])==0 && Re(LW[m])>0 ){
                                                array_LP_IDV_plus10pc[i,j]<-Re(LP[k])
                                                array_LW_IDV_plus10pc[i,j]<-Re(LW[m])
                                                }
                                        }
                                }
                        }
                }
        }


result_LW_IDV_plus10pc<-array(0,c(nmolecule,ncountry))
for(i in 1:nmolecule){
        for(j in 1:ncountry){
                if(array_LW_IDV_plus10pc[i,j] !=0 && array_LW[i,j] != 0 ){
result_LW_IDV_plus10pc[i,j]<-((array_LW_IDV_plus10pc[i,j]-
array_LW[i,j])/array_LW[i,j])*100
                }
        }
}

#IDV + 20%
IDV<-IDV/1.1*1.2

A<-array(0,c(nmolecule,ncountry))
for(i in 1:nmolecule){
        for(j in 1:ncountry){
                A[i,j]<-
effectREGPRICECONTROL_LW*REGPRICECONTROL[j]+effectREGPROFIT_LW*REGPROFIT[j]+effectR
EGCROSS_LW*REGCROSS[j]+effectREGREF_LW*REGREF[j]+effectREGPHARMACO_LW*REGPHARMACO[j
]+effectREGPATENT_LW*REGPATENT[j]+effectPOP_LW*log(POP[j])+effectHEALTHEXP_LW*log(H
EALTHEXP[j])+effectUAL_LW*UAL[j]+effectMAS_LW*MAS[j]+effectIDV_LW*IDV[j]+effectPDI_
LW*PDI[j]+effectCOMP_LW*COMP[i,j]+effectHOME_LW*HOME[i,j]+effectSUMMER_LW*SUMMER[i,
j]+effectEMEA_LW*EMEA[j]+sum(effectATC*ATC[i,])
        }
}

B<-array(0,c(nmolecule,ncountry))
for(i in 1:nmolecule){
        for(j in 1:ncountry){
                B[i,j]<-
effectREGPRICECONTROL_LP*REGPRICECONTROL[j]+effectREGPROFIT_LP*REGPROFIT[j]+effectR
EGCROSS_LP*REGCROSS[j]+effectREGREF_LP*REGREF[j]+effectREGPHARMACO_LP*REGPHARMACO[j
]+effectREGPATENT_LP*REGPATENT[j]+effectPOP_LP*log(POP[j])+effectHEALTHEXP_LP*log(H
EALTHEXP[j])+effectUAL_LP*UAL[j]+effectMAS_LP*MAS[j]+effectIDV_LP*IDV[j]+effectPDI_
LP*PDI[j]+effectCOMP_LP*COMP[i,j]+effectHOME_LP*HOME[i,j]+effectDDD_LP*DDD[i]+effec
tINFL_LP*INFL[j]+sum(effectATC*ATC[i,])
```

111

```
        }
}

#definition des facteurs (LP)

facteur0LP<--gamma0-b1*sigma0-b1*A-b2*sigma0^2-b2*A^2-b2*2*sigma0*A-B
facteur1LP<--1-b1*a1-2*b2*sigma0*a1-2*b2*a1*A
facteur2LP<--b1*a2-b2*a1^2+2*b2*sigma0*a2+2*b2*a2*A
facteur3LP<--2*b2*a1*a2
facteur4LP<--b2*a2^2

#definition des facteurs (LW)

facteur0LW<--sigma0-a1*gamma0-a1*B-a2*gamma0^2-a2*B^2-a2*2*gamma0*B-A
facteur1LW<--1-a1*b1-2*a2*gamma0*b1-2*a2*b1*B
facteur2LW<--a1*b2-a2*b1^2+2*a2*gamma0*b2+2*a2*b2*B
facteur3LW<--2*a2*b1*b2
facteur4LW<--a2*b2^2

array_LP_IDV_plus20pc<-array(0,c(nmolecule,ncountry))
array_LW_IDV_plus20pc<-array(0,c(nmolecule,ncountry))

for(i in 1:nmolecule){
        for(j in 1:ncountry){
                LP<-
solve(polynomial(c(facteur0LP[i,j],facteur1LP[i,j],facteur2LP[i,j],facteur3LP,facte
ur4LP)))
                LW<-
solve(polynomial(c(facteur0LW[i,j],facteur1LW[i,j],facteur2LW[i,j],facteur3LW,facte
ur4LW)))

                for(k in 1:4){
                        if(Im(LP[k])==0 && Re(LP[k])>0) {
                                for(m in 1:4){
                                        if(Im(LW[m])==0 && Re(LW[m])>0 ){
                                                array_LP_IDV_plus20pc[i,j]<-Re(LP[k])
                                                array_LW_IDV_plus20pc[i,j]<-Re(LW[m])
                                                }
                                        }
                                }
                        }
                }
        }

result_LW_IDV_plus20pc<-array(0,c(nmolecule,ncountry))
for(i in 1:nmolecule){
        for(j in 1:ncountry){
                if(array_LW_IDV_plus20pc[i,j] !=0 && array_LW[i,j] != 0 ){
                        result_LW_IDV_plus20pc[i,j]<-((array_LW_IDV_plus20pc[i,j]-
array_LW[i,j])/array_LW[i,j])*100
                }
        }
}

IDV<-IDV/1.2

#Calcul d une variation de la variable PDI de -20%
        PDI<-PDI*0.8
```

```
A<-array(0,c(nmolecule,ncountry))
for(i in 1:nmolecule){
        for(j in 1:ncountry){
                A[i,j]<-
effectREGPRICECONTROL_LW*REGPRICECONTROL[j]+effectREGPROFIT_LW*REGPROFIT[j]+effectR
EGCROSS_LW*REGCROSS[j]+effectREGREF_LW*REGREF[j]+effectREGPHARMACO_LW*REGPHARMACO[j
]+effectREGPATENT_LW*REGPATENT[j]+effectPOP_LW*log(POP[j])+effectHEALTHEXP_LW*log(H
EALTHEXP[j])+effectUAL_LW*UAL[j]+effectMAS_LW*MAS[j]+effectIDV_LW*IDV[j]+effectPDI_
LW*PDI[j]+effectCOMP_LW*COMP[i,j]+effectHOME_LW*HOME[i,j]+effectSUMMER_LW*SUMMER[i,
j]+effectEMEA_LW*EMEA[j]+sum(effectATC*ATC[i,])
        }
}

B<-array(0,c(nmolecule,ncountry))
for(i in 1:nmolecule){
        for(j in 1:ncountry){
                B[i,j]<-
effectREGPRICECONTROL_LP*REGPRICECONTROL[j]+effectREGPROFIT_LP*REGPROFIT[j]+effectR
EGCROSS_LP*REGCROSS[j]+effectREGREF_LP*REGREF[j]+effectREGPHARMACO_LP*REGPHARMACO[j
]+effectREGPATENT_LP*REGPATENT[j]+effectPOP_LP*log(POP[j])+effectHEALTHEXP_LP*log(H
EALTHEXP[j])+effectUAL_LP*UAL[j]+effectMAS_LP*MAS[j]+effectIDV_LP*IDV[j]+effectPDI_
LP*PDI[j]+effectCOMP_LP*COMP[i,j]+effectHOME_LP*HOME[i,j]+effectDDD_LP*DDD[i]+effec
tINFL_LP*INFL[j]+sum(effectATC*ATC[i,])
        }
}

#definition des facteurs (LP)

facteur0LP<--gamma0-b1*sigma0-b1*A-b2*sigma0^2-b2*A^2-b2*2*sigma0*A-B
facteur1LP<--1-b1*a1-2*b2*sigma0*a1-2*b2*a1*A
facteur2LP<--b1*a2-b2*a1^2+2*b2*sigma0*a2+2*b2*a2*A
facteur3LP<--2*b2*a1*a2
facteur4LP<--b2*a2^2

#definition des facteurs (LW)

facteur0LW<--sigma0-a1*gamma0-a1*B-a2*gamma0^2-a2*B^2-a2*2*gamma0*B-A
facteur1LW<--1-a1*b1-2*a2*gamma0*b1-2*a2*b1*B
facteur2LW<--a1*b2-a2*b1^2+2*a2*gamma0*b2+2*a2*b2*B
facteur3LW<--2*a2*b1*b2
facteur4LW<--a2*b2^2

array_LP_PDI_moins20pc<-array(0,c(nmolecule,ncountry))
array_LW_PDI_moins20pc<-array(0,c(nmolecule,ncountry))

for(i in 1:nmolecule){
        for(j in 1:ncountry){
                LP<-
solve(polynomial(c(facteur0LP[i,j],facteur1LP[i,j],facteur2LP[i,j],facteur3LP,facte
ur4LP)))
                LW<-
solve(polynomial(c(facteur0LW[i,j],facteur1LW[i,j],facteur2LW[i,j],facteur3LW,facte
ur4LW)))
                for(k in 1:4){
                        if(Im(LP[k])==0 && Re(LP[k])>0) {
                                for(m in 1:4){
                                        if(Im(LW[m])==0 && Re(LW[m])>0 ){
                                                array_LP_PDI_moins20pc[i,j]<-Re(LP[k])
                                                array_LW_PDI_moins20pc[i,j]<-Re(LW[m])
                                                }
113
```

```
                                    }
                            }
                      }
                }
          }

result_LW_PDI_moins20pc<-array(0,c(nmolecule,ncountry))
for(i in 1:nmolecule){
        for(j in 1:ncountry){
                if(array_LW_PDI_moins20pc[i,j] !=0 && array_LW[i,j] != 0 ){
result_LW_PDI_moins20pc[i,j]<-((array_LW_PDI_moins20pc[i,j]-
array_LW[i,j])/array_LW[i,j])*100
                }
        }
}

#Calcul d une variation de la variable PDI de -10%
        PDI<-PDI/0.8*0.9

A<-array(0,c(nmolecule,ncountry))
for(i in 1:nmolecule){
        for(j in 1:ncountry){
                A[i,j]<-
effectREGPRICECONTROL_LW*REGPRICECONTROL[j]+effectREGPROFIT_LW*REGPROFIT[j]+effectR
EGCROSS_LW*REGCROSS[j]+effectREGREF_LW*REGREF[j]+effectREGPHARMACO_LW*REGPHARMACO[j
]+effectREGPATENT_LW*REGPATENT[j]+effectPOP_LW*log(POP[j])+effectHEALTHEXP_LW*log(H
EALTHEXP[j])+effectUAL_LW*UAL[j]+effectMAS_LW*MAS[j]+effectIDV_LW*IDV[j]+effectPDI_
LW*PDI[j]+effectCOMP_LW*COMP[i,j]+effectHOME_LW*HOME[i,j]+effectSUMMER_LW*SUMMER[i,
j]+effectEMEA_LW*EMEA[j]+sum(effectATC*ATC[i,])
        }
}

B<-array(0,c(nmolecule,ncountry))
for(i in 1:nmolecule){
        for(j in 1:ncountry){
                B[i,j]<-
effectREGPRICECONTROL_LP*REGPRICECONTROL[j]+effectREGPROFIT_LP*REGPROFIT[j]+effectRE
GCROSS_LP*REGCROSS[j]+effectREGREF_LP*REGREF[j]+effectREGPHARMACO_LP*REGPHARMACO[j]+e
ffectREGPATENT_LP*REGPATENT[j]+effectPOP_LP*log(POP[j])+effectHEALTHEXP_LP*log(HEALTHEXP[
j])+effectUAL_LP*UAL[j]+effectMAS_LP*MAS[j]+effectIDV_LP*IDV[j]+effectPDI_LP*PDI[j]+
effectCOMP_LP*COMP[i,j]+effectHOME_LP*HOME[i,j]+effectDDD_LP*DDD[i]+
effectINFL_LP*INFL[j]+sum(effectATC*ATC[i,])
        }
}

#definition des facteurs (LP)

facteur0LP<--gamma0-b1*sigma0-b1*A-b2*sigma0^2-b2*A^2-b2*2*sigma0*A-B
facteur1LP<--1-b1*a1-2*b2*sigma0*a1-2*b2*a1*A
facteur2LP<--b1*a2-b2*a1^2+2*b2*sigma0*a2+2*b2*a2*A
facteur3LP<--2*b2*a1*a2
facteur4LP<--b2*a2^2

#definition des facteurs (LW)

facteur0LW<--sigma0-a1*gamma0-a1*B-a2*gamma0^2-a2*B^2-a2*2*gamma0*B-A
facteur1LW<--1-a1*b1-2*a2*gamma0*b1-2*a2*b1*B
```

114

```
facteur2LW<--a1*b2-a2*b1^2+2*a2*gamma0*b2+2*a2*b2*B
facteur3LW<--2*a2*b1*b2
facteur4LW<--a2*b2^2

array_LP_PDI_moins10pc<-array(0,c(nmolecule,ncountry))
array_LW_PDI_moins10pc<-array(0,c(nmolecule,ncountry))

for(i in 1:nmolecule){
        for(j in 1:ncountry){
                LP<-
solve(polynomial(c(facteur0LP[i,j],facteur1LP[i,j],facteur2LP[i,j],facteur3LP,facte
ur4LP)))
                LW<-
solve(polynomial(c(facteur0LW[i,j],facteur1LW[i,j],facteur2LW[i,j],facteur3LW,facte
ur4LW)))

                for(k in 1:4){
                        if(Im(LP[k])==0 && Re(LP[k])>0) {
                                for(m in 1:4){
                                        if(Im(LW[m])==0 && Re(LW[m])>0 ){
                                                array_LP_PDI_moins10pc[i,j]<-Re(LP[k])
                                                array_LW_PDI_moins10pc[i,j]<-Re(LW[m])
                                                }
                                        }
                                }
                        }
                }
        }

result_LW_PDI_moins10pc<-array(0,c(nmolecule,ncountry))
for(i in 1:nmolecule){
        for(j in 1:ncountry){
                if(array_LW_PDI_moins10pc[i,j] !=0 && array_LW[i,j] != 0 ){
result_LW_PDI_moins10pc[i,j]<-((array_LW_PDI_moins10pc[i,j]-
array_LW[i,j])/array_LW[i,j])*100
                }
        }
}

#Calcul d une variation de la variable MAS de +10%
        PDI<-PDI/0.9*1.1

A<-array(0,c(nmolecule,ncountry))
for(i in 1:nmolecule){
        for(j in 1:ncountry){
                A[i,j]<-
effectREGPRICECONTROL_LW*REGPRICECONTROL[j]+effectREGPROFIT_LW*REGPROFIT[j]+effectR
EGCROSS_LW*REGCROSS[j]+effectREGREF_LW*REGREF[j]+effectREGPHARMACO_LW*REGPHARMACO[j
]+effectREGPATENT_LW*REGPATENT[j]+effectPOP_LW*log(POP[j])+effectHEALTHEXP_LW*log(H
EALTHEXP[j])+effectUAL_LW*UAL[j]+effectMAS_LW*MAS[j]+effectIDV_LW*IDV[j]+effectPDI_
LW*PDI[j]+effectCOMP_LW*COMP[i,j]+effectHOME_LW*HOME[i,j]+effectSUMMER_LW*SUMMER[i,
j]+effectEMEA_LW*EMEA[j]+sum(effectATC*ATC[i,])
        }
}

B<-array(0,c(nmolecule,ncountry))
for(i in 1:nmolecule){
        for(j in 1:ncountry){
                B[i,j]<-
effectREGPRICECONTROL_LP*REGPRICECONTROL[j]+effectREGPROFIT_LP*REGPROFIT[j]+effectR
EGCROSS_LP*REGCROSS[j]+effectREGREF_LP*REGREF[j]+effectREGPHARMACO_LP*REGPHARMACO[j
```

```
]+effectREGPATENT_LP*REGPATENT[j]+effectPOP_LP*log(POP[j])+effectHEALTHEXP_LP*log(H
EALTHEXP[j])+effectUAL_LP*UAL[j]+effectMAS_LP*MAS[j]+effectIDV_LP*IDV[j]+effectPDI_
LP*PDI[j]+effectCOMP_LP*COMP[i,j]+effectHOME_LP*HOME[i,j]+effectDDD_LP*DDD[i]+effec
tINFL_LP*INFL[j]+sum(effectATC*ATC[i,])
        }
}


#definition des facteurs (LP)

facteur0LP<--gamma0-b1*sigma0-b1*A-b2*sigma0^2-b2*A^2-b2*2*sigma0*A-B
facteur1LP<-1-b1*a1-2*b2*sigma0*a1-2*b2*a1*A
facteur2LP<--b1*a2-b2*a1^2+2*b2*sigma0*a2+2*b2*a2*A
facteur3LP<--2*b2*a1*a2
facteur4LP<--b2*a2^2


#definition des facteurs (LW)

facteur0LW<--sigma0-a1*gamma0-a1*B-a2*gamma0^2-a2*B^2-a2*2*gamma0*B-A
facteur1LW<-1-a1*b1-2*a2*gamma0*b1-2*a2*b1*B
facteur2LW<--a1*b2-a2*b1^2+2*a2*gamma0*b2+2*a2*b2*B
facteur3LW<--2*a2*b1*b2
facteur4LW<--a2*b2^2


array_LP_PDI_plus10pc<-array(0,c(nmolecule,ncountry))
array_LW_PDI_plus10pc<-array(0,c(nmolecule,ncountry))

for(i in 1:nmolecule){
        for(j in 1:ncountry){
                LP<-
solve(polynomial(c(facteur0LP[i,j],facteur1LP[i,j],facteur2LP[i,j],facteur3LP,facte
ur4LP)))
                LW<-
solve(polynomial(c(facteur0LW[i,j],facteur1LW[i,j],facteur2LW[i,j],facteur3LW,facte
ur4LW)))
                for(k in 1:4){
                        if(Im(LP[k])==0 && Re(LP[k])>0) {
                                for(m in 1:4){
                                        if(Im(LW[m])==0 && Re(LW[m])>0 ){
                                                array_LP_PDI_plus10pc[i,j]<-Re(LP[k])
                                                array_LW_PDI_plus10pc[i,j]<-Re(LW[m])
                                                }
                                        }
                                }
                        }
                }
        }

result_LW_PDI_plus10pc<-array(0,c(nmolecule,ncountry))
for(i in 1:nmolecule){
        for(j in 1:ncountry){
                if(array_LW_PDI_plus10pc[i,j] !=0 && array_LW[i,j] != 0 ){
                        result_LW_PDI_plus10pc[i,j]<-((array_LW_PDI_plus10pc[i,j]-
array_LW[i,j])/array_LW[i,j])*100
                }
        }
}


#PDI + 20%
PDI<-PDI/1.1*1.2
```

```
A<-array(0,c(nmolecule,ncountry))
for(i in 1:nmolecule){
       for(j in 1:ncountry){
              A[i,j]<-
effectREGPRICECONTROL_LW*REGPRICECONTROL[j]+effectREGPROFIT_LW*REGPROFIT[j]+effectR
EGCROSS_LW*REGCROSS[j]+effectREGREF_LW*REGREF[j]+effectREGPHARMACO_LW*REGPHARMACO[j
]+effectREGPATENT_LW*REGPATENT[j]+effectPOP_LW*log(POP[j])+effectHEALTHEXP_LW*log(H
EALTHEXP[j])+effectUAL_LW*UAL[j]+effectMAS_LW*MAS[j]+effectIDV_LW*IDV[j]+effectPDI_
LW*PDI[j]+effectCOMP_LW*COMP[i,j]+effectHOME_LW*HOME[i,j]+effectSUMMER_LW*SUMMER[i,
j]+effectEMEA_LW*EMEA[j]+sum(effectATC*ATC[i,])
       }
}

B<-array(0,c(nmolecule,ncountry))
for(i in 1:nmolecule){
       for(j in 1:ncountry){
              B[i,j]<-
effectREGPRICECONTROL_LP*REGPRICECONTROL[j]+effectREGPROFIT_LP*REGPROFIT[j]+effectR
EGCROSS_LP*REGCROSS[j]+effectREGREF_LP*REGREF[j]+effectREGPHARMACO_LP*REGPHARMACO[j
]+effectREGPATENT_LP*REGPATENT[j]+effectPOP_LP*log(POP[j])+effectHEALTHEXP_LP*log(H
EALTHEXP[j])+effectUAL_LP*UAL[j]+effectMAS_LP*MAS[j]+effectIDV_LP*IDV[j]+effectPDI_
LP*PDI[j]+effectCOMP_LP*COMP[i,j]+effectHOME_LP*HOME[i,j]+effectDDD_LP*DDD[i]+effec
tINFL_LP*INFL[j]+sum(effectATC*ATC[i,])
       }
}

#definition des facteurs (LP)

facteur0LP<--gamma0-b1*sigma0-b1*A-b2*sigma0^2-b2*A^2-b2*2*sigma0*A-B
facteur1LP<-1-b1*a1-2*b2*sigma0*a1-2*b2*a1*A
facteur2LP<--b1*a2-b2*a1^2+2*b2*sigma0*a2+2*b2*a2*A
facteur3LP<--2*b2*a1*a2
facteur4LP<--b2*a2^2

#definition des facteurs (LW)

facteur0LW<--sigma0-a1*gamma0-a1*B-a2*gamma0^2-a2*B^2-a2*2*gamma0*B-A
facteur1LW<-1-a1*b1-2*a2*gamma0*b1-2*a2*b1*B
facteur2LW<--a1*b2-a2*b1^2+2*a2*gamma0*b2+2*a2*b2*B
facteur3LW<--2*a2*b1*b2
facteur4LW<--a2*b2^2

array_LP_PDI_plus20pc<-array(0,c(nmolecule,ncountry))
array_LW_PDI_plus20pc<-array(0,c(nmolecule,ncountry))

for(i in 1:nmolecule){
       for(j in 1:ncountry){
              LP<-
solve(polynomial(c(facteur0LP[i,j],facteur1LP[i,j],facteur2LP[i,j],facteur3LP,facte
ur4LP)))
              LW<-
solve(polynomial(c(facteur0LW[i,j],facteur1LW[i,j],facteur2LW[i,j],facteur3LW,facte
ur4LW)))
              for(k in 1:4){
                     if(Im(LP[k])==0 && Re(LP[k])>0) {
                            for(m in 1:4){
                                   if(Im(LW[m])==0 && Re(LW[m])>0 ){
                                          array_LP_PDI_plus20pc[i,j]<-Re(LP[k])
```

117

```
                                        array_LW_PDI_plus20pc[i,j]<-Re(LW[m])
                                    }
                                }
                            }
                        }
                    }
                }

result_LW_PDI_plus20pc<-array(0,c(nmolecule,ncountry))
for(i in 1:nmolecule){
        for(j in 1:ncountry){
                if(array_LW_PDI_plus20pc[i,j] !=0 && array_LW[i,j] != 0 ){
                    result_LW_PDI_plus20pc[i,j]<-((array_LW_PDI_plus20pc[i,j]-
array_LW[i,j])/array_LW[i,j])*100
                }
        }
}

PDI<-PDI/1.2

#----------------
#Variable HOME
#----------------

#HOME 0 VERS 1

HOMEoriginal<-HOME
HOME<-array(1,c(nmolecule,ncountry))

A<-array(0,c(nmolecule,ncountry))
for(i in 1:nmolecule){
        for(j in 1:ncountry){
                A[i,j]<-
effectREGPRICECONTROL_LW*REGPRICECONTROL[j]+effectREGPROFIT_LW*REGPROFIT[j]+effectR
EGCROSS_LW*REGCROSS[j]+effectREGREF_LW*REGREF[j]+effectREGPHARMACO_LW*REGPHARMACO[j
]+effectREGPATENT_LW*REGPATENT[j]+effectPOP_LW*log(POP[j])+effectHEALTHEXP_LW*log(H
EALTHEXP[j])+effectUAL_LW*UAL[j]+effectMAS_LW*MAS[j]+effectIDV_LW*IDV[j]+effectPDI_
LW*PDI[j]+effectCOMP_LW*COMP[i,j]+effectHOME_LW*HOME[i,j]+effectSUMMER_LW*SUMMER[i,
j]+effectEMEA_LW*EMEA[j]+sum(effectATC*ATC[i,])
        }
}

B<-array(0,c(nmolecule,ncountry))
for(i in 1:nmolecule){
        for(j in 1:ncountry){
                B[i,j]<-
effectREGPRICECONTROL_LP*REGPRICECONTROL[j]+effectREGPROFIT_LP*REGPROFIT[j]+effectR
EGCROSS_LP*REGCROSS[j]+effectREGREF_LP*REGREF[j]+effectREGPHARMACO_LP*REGPHARMACO[j
]+effectREGPATENT_LP*REGPATENT[j]+effectPOP_LP*log(POP[j])+effectHEALTHEXP_LP*log(H
EALTHEXP[j])+effectUAL_LP*UAL[j]+effectMAS_LP*MAS[j]+effectIDV_LP*IDV[j]+effectPDI_
LP*PDI[j]+effectCOMP_LP*COMP[i,j]+effectHOME_LP*HOME[i,j]+effectDDD_LP*DDD[i]+effec
tINFL_LP*INFL[j]+sum(effectATC*ATC[i,])
        }
}

#definition des facteurs (LP)

facteur0LP<--gamma0-b1*sigma0-b1*A-b2*sigma0^2-b2*A^2-b2*2*sigma0*A-B
facteur1LP<-1-b1*a1-2*b2*sigma0*a1-2*b2*a1*A
```

```
facteur2LP<--b1*a2-b2*a1^2+2*b2*sigma0*a2+2*b2*a2*A
facteur3LP<--2*b2*a1*a2
facteur4LP<--b2*a2^2

#definition des facteurs (LW)
facteur0LW<--sigma0-a1*gamma0-a1*B-a2*gamma0^2-a2*B^2-a2*2*gamma0*B-A
facteur1LW<-1-a1*b1-2*a2*gamma0*b1-2*a2*b1*B
facteur2LW<--a1*b2-a2*b1^2+2*a2*gamma0*b2+2*a2*b2*B
facteur3LW<--2*a2*b1*b2
facteur4LW<--a2*b2^2

array_LP_HOME_0vers1<-array(0,c(nmolecule,ncountry))
array_LW_HOME_0vers1<-array(0,c(nmolecule,ncountry))

for(i in 1:nmolecule){
        for(j in 1:ncountry){
                if(HOMEoriginal[i,j]==0){
                        LP<-
solve(polynomial(c(facteur0LP[i,j],facteur1LP[i,j],facteur2LP[i,j],facteur3LP,facte
ur4LP)))
                        LW<-
solve(polynomial(c(facteur0LW[i,j],facteur1LW[i,j],facteur2LW[i,j],facteur3LW,facte
ur4LW)))
                        for(k in 1:4){
                                if(Im(LP[k])==0 && Re(LP[k])>0) {
                                        for(m in 1:4){
                                                if(Im(LW[m])==0 && Re(LW[m])>0 ){
                                                        array_LP_HOME_0vers1[i,j]<-Re(LP[k])
                                                        array_LW_HOME_0vers1[i,j]<-Re(LW[m])
                                                }
                                        }
                                }
                        }
                }
        }
}


for(i in 1:nmolecule){
        for(j in 1:ncountry){
                if(array_LP_HOME_0vers1[i,j]>0){
                        array_LP_HOME_0vers1[i,j]<-exp(array_LP_HOME_0vers1[i,j])
                }
        }
}

result_LW_HOME_0vers1<-array(0,c(nmolecule,ncountry))
for(i in 1:nmolecule){
        for(j in 1:ncountry){
                if(array_LW_HOME_0vers1[i,j] !=0 && array_LW[i,j] != 0 ){
                        result_LW_HOME_0vers1[i,j]<-((array_LW_HOME_0vers1[i,j]-
array_LW[i,j])/array_LW[i,j])*100
                }
        }
}


result_LP_HOME_0vers1<-array(0,c(nmolecule,ncountry))
for(i in 1:nmolecule){
        for(j in 1:ncountry){
```

```
            if(array_LP_HOME_0vers1[i,j] !=0 && array_LW[i,j] != 0 ){
result_LP_HOME_0vers1[i,j]<-((array_LP_HOME_0vers1[i,j]-
array_LP[i,j])/array_LP[i,j])*100
            }
    }
}


HOME<-HOMEoriginal

#HOME 1 VERS 0
#--------------

HOME<-array(0,c(nmolecule,ncountry))

A<-array(0,c(nmolecule,ncountry))
for(i in 1:nmolecule){
    for(j in 1:ncountry){
        A[i,j]<-
effectREGPRICECONTROL_LW*REGPRICECONTROL[j]+effectREGPROFIT_LW*REGPROFIT[j]+effectR
EGCROSS_LW*REGCROSS[j]+effectREGREF_LW*REGREF[j]+effectREGPHARMACO_LW*REGPHARMACO[j
]+effectREGPATENT_LW*REGPATENT[j]+effectPOP_LW*log(POP[j])+effectHEALTHEXP_LW*log(H
EALTHEXP[j])+effectUAL_LW*UAL[j]+effectMAS_LW*MAS[j]+effectIDV_LW*IDV[j]+effectPDI_
LW*PDI[j]+effectCOMP_LW*COMP[i,j]+effectHOME_LW*HOME[i,j]+effectSUMMER_LW*SUMMER[i,
j]+effectEMEA_LW*EMEA[j]+sum(effectATC*ATC[i,])
    }
}

B<-array(0,c(nmolecule,ncountry))
for(i in 1:nmolecule){
    for(j in 1:ncountry){
        B[i,j]<-
effectREGPRICECONTROL_LP*REGPRICECONTROL[j]+effectREGPROFIT_LP*REGPROFIT[j]+effectR
EGCROSS_LP*REGCROSS[j]+effectREGREF_LP*REGREF[j]+effectREGPHARMACO_LP*REGPHARMACO[j
]+effectREGPATENT_LP*REGPATENT[j]+effectPOP_LP*log(POP[j])+effectHEALTHEXP_LP*log(H
EALTHEXP[j])+effectUAL_LP*UAL[j]+effectMAS_LP*MAS[j]+effectIDV_LP*IDV[j]+effectPDI_
LP*PDI[j]+effectCOMP_LP*COMP[i,j]+effectHOME_LP*HOME[i,j]+effectDDD_LP*DDD[i]+effec
tINFL_LP*INFL[j]+sum(effectATC*ATC[i,])
    }
}


#definition des facteurs (LP)

facteur0LP<--gamma0-b1*sigma0-b1*A-b2*sigma0^2-b2*A^2-b2*2*sigma0*A-B
facteur1LP<--1-b1*a1-2*b2*sigma0*a1-2*b2*a1*A
facteur2LP<--b1*a2-b2*a1^2+2*b2*sigma0*a2+2*b2*a2*A
facteur3LP<--2*b2*a1*a2
facteur4LP<--b2*a2^2

#definition des facteurs (LW)
facteur0LW<--sigma0-a1*gamma0-a1*B-a2*gamma0^2-a2*B^2-a2*2*gamma0*B-A
facteur1LW<--1-a1*b1-2*a2*gamma0*b1-2*a2*b1*B
facteur2LW<--a1*b2-a2*b1^2+2*a2*gamma0*b2+2*a2*b2*B
facteur3LW<--2*a2*b1*b2
facteur4LW<--a2*b2^2

array_LP_HOME_1vers0<-array(0,c(nmolecule,ncountry))
array_LW_HOME_1vers0<-array(0,c(nmolecule,ncountry))
```

```
for(i in 1:nmolecule){
      for(j in 1:ncountry){
            if(HOMEoriginal[i,j]==1){
                  LP<-
solve(polynomial(c(facteur0LP[i,j],facteur1LP[i,j],facteur2LP[i,j],facteur3LP,facte
ur4LP)))
                  LW<-
solve(polynomial(c(facteur0LW[i,j],facteur1LW[i,j],facteur2LW[i,j],facteur3LW,facte
ur4LW)))
                  for(k in 1:4){
                        if(Im(LP[k])==0 && Re(LP[k])>0) {
                              for(m in 1:4){
                                    if(Im(LW[m])==0 && Re(LW[m])>0 ){
                                          array_LP_HOME_1vers0[i,j]<-Re(LP[k])
                                          array_LW_HOME_1vers0[i,j]<-Re(LW[m])
                                    }
                              }
                        }
                  }
            }
      }
}


for(i in 1:nmolecule){
      for(j in 1:ncountry){
            if(array_LP_HOME_1vers0[i,j]>0){
                  array_LP_HOME_1vers0[i,j]<-exp(array_LP_HOME_1vers0[i,j])
            }
      }
}

result_LW_HOME_1vers0<-array(0,c(nmolecule,ncountry))
for(i in 1:nmolecule){
      for(j in 1:ncountry){
            if(array_LW_HOME_1vers0[i,j] !=0 && array_LW[i,j] != 0 ){
                  result_LW_HOME_1vers0[i,j]<-((array_LW_HOME_1vers0[i,j]-
array_LW[i,j])/array_LW[i,j])*100
            }
      }
}


result_LP_HOME_1vers0<-array(0,c(nmolecule,ncountry))
for(i in 1:nmolecule){
      for(j in 1:ncountry){
            if(array_LP_HOME_1vers0[i,j] !=0 && array_LP[i,j] != 0 ){
                  result_LP_HOME_1vers0[i,j]<-((array_LP_HOME_1vers0[i,j]-
array_LP[i,j])/array_LP[i,j])*100
            }
      }
}

HOME<-HOMEoriginal

#----------------
#Variable SUMMER
#----------------
```

```
#SUMMER 0 VERS 1

SUMMERoriginal<-SUMMER
SUMMER<-array(1,c(nmolecule,ncountry))

A<-array(0,c(nmolecule,ncountry))
for(i in 1:nmolecule){
        for(j in 1:ncountry){
                A[i,j]<-
effectREGPRICECONTROL_LW*REGPRICECONTROL[j]+effectREGPROFIT_LW*REGPROFIT[j]+effectR
EGCROSS_LW*REGCROSS[j]+effectREGREF_LW*REGREF[j]+effectREGPHARMACO_LW*REGPHARMACO[j
]+effectREGPATENT_LW*REGPATENT[j]+effectPOP_LW*log(POP[j])+effectHEALTHEXP_LW*log(H
EALTHEXP[j])+effectUAL_LW*UAL[j]+effectMAS_LW*MAS[j]+effectIDV_LW*IDV[j]+effectPDI_
LW*PDI[j]+effectCOMP_LW*COMP[i,j]+effectHOME_LW*HOME[i,j]+effectSUMMER_LW*SUMMER[i,
j]+effectEMEA_LW*EMEA[j]+sum(effectATC*ATC[i,])
        }
}

B<-array(0,c(nmolecule,ncountry))
for(i in 1:nmolecule){
        for(j in 1:ncountry){
                B[i,j]<-
effectREGPRICECONTROL_LP*REGPRICECONTROL[j]+effectREGPROFIT_LP*REGPROFIT[j]+effectR
EGCROSS_LP*REGCROSS[j]+effectREGREF_LP*REGREF[j]+effectREGPHARMACO_LP*REGPHARMACO[j
]+effectREGPATENT_LP*REGPATENT[j]+effectPOP_LP*log(POP[j])+effectHEALTHEXP_LP*log(H
EALTHEXP[j])+effectUAL_LP*UAL[j]+effectMAS_LP*MAS[j]+effectIDV_LP*IDV[j]+effectPDI_
LP*PDI[j]+effectCOMP_LP*COMP[i,j]+effectHOME_LP*HOME[i,j]+effectDDD_LP*DDD[i]+effec
tINFL_LP*INFL[j]+sum(effectATC*ATC[i,])
        }
}

#definition des facteurs (LP)

facteur0LP<--gamma0-b1*sigma0-b1*A-b2*sigma0^2-b2*A^2-b2*2*sigma0*A-B
facteur1LP<-1-b1*a1-2*b2*sigma0*a1-2*b2*a1*A
facteur2LP<--b1*a2-b2*a1^2+2*b2*sigma0*a2+2*b2*a2*A
facteur3LP<--2*b2*a1*a2
facteur4LP<--b2*a2^2

#definition des facteurs (LW)
facteur0LW<--sigma0-a1*gamma0-a1*B-a2*gamma0^2-a2*B^2-a2*2*gamma0*B-A
facteur1LW<-1-a1*b1-2*a2*gamma0*b1-2*a2*b1*B
facteur2LW<--a1*b2-a2*b1^2+2*a2*gamma0*b2+2*a2*b2*B
facteur3LW<--2*a2*b1*b2
facteur4LW<--a2*b2^2

array_LP_SUMMER_0vers1<-array(0,c(nmolecule,ncountry))
array_LW_SUMMER_0vers1<-array(0,c(nmolecule,ncountry))

for(i in 1:nmolecule){
        for(j in 1:ncountry){
                if(SUMMERoriginal[i,j]==0){
                        LP<-
solve(polynomial(c(facteur0LP[i,j],facteur1LP[i,j],facteur2LP[i,j],facteur3LP,facte
ur4LP)))
                        LW<-
solve(polynomial(c(facteur0LW[i,j],facteur1LW[i,j],facteur2LW[i,j],facteur3LW,facte
ur4LW)))
                        for(k in 1:4){
```

```
                        if(Im(LP[k])==0 && Re(LP[k])>0) {
                                for(m in 1:4){
                                        if(Im(LW[m])==0 && Re(LW[m])>0 ){
                                                array_LP_SUMMER_Overs1[i,j]<-Re(LP[k])
                                                array_LW_SUMMER_Overs1[i,j]<-Re(LW[m])
                                        }
                                }
                        }
                }
        }
}


result_LW_SUMMER_Overs1<-array(0,c(nmolecule,ncountry))
for(i in 1:nmolecule){
        for(j in 1:ncountry){
                if(array_LW_SUMMER_Overs1[i,j] !=0 && array_LW[i,j] != 0 ){
                        result_LW_SUMMER_Overs1[i,j]<-((array_LW_SUMMER_Overs1[i,j]-
array_LW[i,j])/array_LW[i,j])*100
                }
        }
}


SUMMER<-SUMMERoriginal

#SUMMER 1 VERS 0
#--------------

SUMMER<-array(0,c(nmolecule,ncountry))

A<-array(0,c(nmolecule,ncountry))
for(i in 1:nmolecule){
        for(j in 1:ncountry){
                A[i,j]<-
effectREGPRICECONTROL_LW*REGPRICECONTROL[j]+effectREGPROFIT_LW*REGPROFIT[j]+effectR
EGCROSS_LW*REGCROSS[j]+effectREGREF_LW*REGREF[j]+effectREGPHARMACO_LW*REGPHARMACO[j
]+effectREGPATENT_LW*REGPATENT[j]+effectPOP_LW*log(POP[j])+effectHEALTHEXP_LW*log(H
EALTHEXP[j])+effectUAL_LW*UAL[j]+effectMAS_LW*MAS[j]+effectIDV_LW*IDV[j]+effectPDI_
LW*PDI[j]+effectCOMP_LW*COMP[i,j]+effectHOME_LW*HOME[i,j]+effectSUMMER_LW*SUMMER[i,
j]+effectEMEA_LW*EMEA[j]+sum(effectATC*ATC[i,])
        }
}


B<-array(0,c(nmolecule,ncountry))
for(i in 1:nmolecule){
        for(j in 1:ncountry){
                B[i,j]<-
effectREGPRICECONTROL_LP*REGPRICECONTROL[j]+effectREGPROFIT_LP*REGPROFIT[j]+effectR
EGCROSS_LP*REGCROSS[j]+effectREGREF_LP*REGREF[j]+effectREGPHARMACO_LP*REGPHARMACO[j
]+effectREGPATENT_LP*REGPATENT[j]+effectPOP_LP*log(POP[j])+effectHEALTHEXP_LP*log(H
EALTHEXP[j])+effectUAL_LP*UAL[j]+effectMAS_LP*MAS[j]+effectIDV_LP*IDV[j]+effectPDI_
LP*PDI[j]+effectCOMP_LP*COMP[i,j]+effectHOME_LP*HOME[i,j]+effectDDD_LP*DDD[i]+effec
tINFL_LP*INFL[j]+sum(effectATC*ATC[i,])
        }
}

#definition des facteurs (LP)

facteur0LP<--gamma0-b1*sigma0-b1*A-b2*sigma0^2-b2*A^2-b2*2*sigma0*A-B
```

123

```
facteur1LP<-1-b1*a1-2*b2*sigma0*a1-2*b2*a1*A
facteur2LP<--b1*a2-b2*a1^2+2*b2*sigma0*a2+2*b2*a2*A
facteur3LP<--2*b2*a1*a2
facteur4LP<--b2*a2^2

#definition des facteurs (LW)
facteur0LW<--sigma0-a1*gamma0-a1*B-a2*gamma0^2-a2*B^2-a2*2*gamma0*B-A
facteur1LW<-1-a1*b1-2*a2*gamma0*b1-2*a2*b1*B
facteur2LW<--a1*b2-a2*b1^2+2*a2*gamma0*b2+2*a2*b2*B
facteur3LW<--2*a2*b1*b2
facteur4LW<--a2*b2^2

array_LP_SUMMER_1vers0<-array(0,c(nmolecule,ncountry))
array_LW_SUMMER_1vers0<-array(0,c(nmolecule,ncountry))

for(i in 1:nmolecule){
        for(j in 1:ncountry){
                if(SUMMERoriginal[i,j]==1){
                        LP<-
solve(polynomial(c(facteur0LP[i,j],facteur1LP[i,j],facteur2LP[i,j],facteur3LP,facte
ur4LP)))
                        LW<-
solve(polynomial(c(facteur0LW[i,j],facteur1LW[i,j],facteur2LW[i,j],facteur3LW,facte
ur4LW)))
                        for(k in 1:4){
                                if(Im(LP[k])==0 && Re(LP[k])>0) {
                                        for(m in 1:4){
                                                if(Im(LW[m])==0 && Re(LW[m])>0 ){
                                                        array_LP_SUMMER_1vers0[i,j]<-Re(LP[k])
                                                        array_LW_SUMMER_1vers0[i,j]<-Re(LW[m])
                                                }
                                        }
                                }
                        }
                }
        }
}


result_LW_SUMMER_1vers0<-array(0,c(nmolecule,ncountry))
for(i in 1:nmolecule){
        for(j in 1:ncountry){
                if(array_LW_SUMMER_1vers0[i,j] !=0 && array_LW[i,j] != 0 ){
                        result_LW_SUMMER_1vers0[i,j]<-((array_LW_SUMMER_1vers0[i,j]-
array_LW[i,j])/array_LW[i,j])*100
                }
        }
}

SUMMER<-SUMMERoriginal

#----------------
#Variable EMEA
#----------------

#EMEA 0 VERS 1

EMEAoriginal<-EMEA
```

```
EMEA<-array(1,ncountry)

A<-array(0,c(nmolecule,ncountry))
for(i in 1:nmolecule){
        for(j in 1:ncountry){
                A[i,j]<-
effectREGPRICECONTROL_LW*REGPRICECONTROL[j]+effectREGPROFIT_LW*REGPROFIT[j]+effectR
EGCROSS_LW*REGCROSS[j]+effectREGREF_LW*REGREF[j]+effectREGPHARMACO_LW*REGPHARMACO[j
]+effectREGPATENT_LW*REGPATENT[j]+effectPOP_LW*log(POP[j])+effectHEALTHEXP_LW*log(H
EALTHEXP[j])+effectUAL_LW*UAL[j]+effectMAS_LW*MAS[j]+effectIDV_LW*IDV[j]+effectPDI_
LW*PDI[j]+effectCOMP_LW*COMP[i,j]+effectHOME_LW*HOME[i,j]+effectSUMMER_LW*SUMMER[i,
j]+effectEMEA_LW*EMEA[j]+sum(effectATC*ATC[i,])
        }
}

B<-array(0,c(nmolecule,ncountry))
for(i in 1:nmolecule){
        for(j in 1:ncountry){
                B[i,j]<-
effectREGPRICECONTROL_LP*REGPRICECONTROL[j]+effectREGPROFIT_LP*REGPROFIT[j]+effectR
EGCROSS_LP*REGCROSS[j]+effectREGREF_LP*REGREF[j]+effectREGPHARMACO_LP*REGPHARMACO[j
]+effectREGPATENT_LP*REGPATENT[j]+effectPOP_LP*log(POP[j])+effectHEALTHEXP_LP*log(H
EALTHEXP[j])+effectUAL_LP*UAL[j]+effectMAS_LP*MAS[j]+effectIDV_LP*IDV[j]+effectPDI_
LP*PDI[j]+effectCOMP_LP*COMP[i,j]+effectHOME_LP*HOME[i,j]+effectDDD_LP*DDD[i]+effec
tINFL_LP*INFL[j]+sum(effectATC*ATC[i,])
        }
}

#definition des facteurs (LP)

facteur0LP<--gamma0-b1*sigma0-b1*A-b2*sigma0^2-b2*A^2-b2*2*sigma0*A-B
facteur1LP<--1-b1*a1-2*b2*sigma0*a1-2*b2*a1*A
facteur2LP<--b1*a2-b2*a1^2+2*b2*sigma0*a2+2*b2*a2*A
facteur3LP<--2*b2*a1*a2
facteur4LP<--b2*a2^2

#definition des facteurs (LW)
facteur0LW<--sigma0-a1*gamma0-a1*B-a2*gamma0^2-a2*B^2-a2*2*gamma0*B-A
facteur1LW<--1-a1*b1-2*a2*gamma0*b1-2*a2*b1*B
facteur2LW<--a1*b2-a2*b1^2+2*a2*gamma0*b2+2*a2*b2*B
facteur3LW<--2*a2*b1*b2
facteur4LW<--a2*b2^2

array_LP_EMEA_0vers1<-array(0,c(nmolecule,ncountry))
array_LW_EMEA_0vers1<-array(0,c(nmolecule,ncountry))

        for(j in 1:ncountry){
                if(EMEAoriginal[j]==0){
                        LP<-
solve(polynomial(c(facteur0LP[i,j],facteur1LP[i,j],facteur2LP[i,j],facteur3LP,facte
ur4LP)))
                        LW<-
solve(polynomial(c(facteur0LW[i,j],facteur1LW[i,j],facteur2LW[i,j],facteur3LW,facte
ur4LW)))
                        for(k in 1:4){
                                if(Im(LP[k])==0 && Re(LP[k])>0) {
                                        for(m in 1:4){
                                                if(Im(LW[m])==0 && Re(LW[m])>0 ){
                                                        array_LP_EMEA_0vers1[i,j]<-Re(LP[k])
                                                        array_LW_EMEA_0vers1[i,j]<-Re(LW[m])
```

```
                                            }
                                        }
                                    }
                                }
                            }
                        }

result_LW_EMEA_0vers1<-array(0,c(nmolecule,ncountry))
for(i in 1:nmolecule){
        for(j in 1:ncountry){
                if(array_LW_EMEA_0vers1[i,j] !=0 && array_LW[i,j] != 0 ){
                        result_LW_EMEA_0vers1[i,j]<-((array_LW_EMEA_0vers1[i,j]-
array_LW[i,j])/array_LW[i,j])*100
                }
        }
}


EMEA<-EMEAoriginal

#EMEA 1 VERS 0
#---------------

EMEA<-array(0,ncountry)

A<-array(0,c(nmolecule,ncountry))
for(i in 1:nmolecule){
        for(j in 1:ncountry){
                A[i,j]<-
effectREGPRICECONTROL_LW*REGPRICECONTROL[j]+effectREGPROFIT_LW*REGPROFIT[j]+effectR
EGCROSS_LW*REGCROSS[j]+effectREGREF_LW*REGREF[j]+effectREGPHARMACO_LW*REGPHARMACO[j
]+effectREGPATENT_LW*REGPATENT[j]+effectPOP_LW*log(POP[j])+effectHEALTHEXP_LW*log(H
EALTHEXP[j])+effectUAL_LW*UAL[j]+effectMAS_LW*MAS[j]+effectIDV_LW*IDV[j]+effectPDI_
LW*PDI[j]+effectCOMP_LW*COMP[i,j]+effectHOME_LW*HOME[i,j]+effectSUMMER_LW*SUMMER[i,
j]+effectEMEA_LW*EMEA[j]+sum(effectATC*ATC[i,])
        }
}

B<-array(0,c(nmolecule,ncountry))
for(i in 1:nmolecule){
        for(j in 1:ncountry){
                B[i,j]<-
effectREGPRICECONTROL_LP*REGPRICECONTROL[j]+effectREGPROFIT_LP*REGPROFIT[j]+effectR
EGCROSS_LP*REGCROSS[j]+effectREGREF_LP*REGREF[j]+effectREGPHARMACO_LP*REGPHARMACO[j
]+effectREGPATENT_LP*REGPATENT[j]+effectPOP_LP*log(POP[j])+effectHEALTHEXP_LP*log(H
EALTHEXP[j])+effectUAL_LP*UAL[j]+effectMAS_LP*MAS[j]+effectIDV_LP*IDV[j]+effectPDI_
LP*PDI[j]+effectCOMP_LP*COMP[i,j]+effectHOME_LP*HOME[i,j]+effectDDD_LP*DDD[i]+effec
tINFL_LP*INFL[j]+sum(effectATC*ATC[i,])
        }
}

#definition des facteurs (LP)

facteur0LP<--gamma0-b1*sigma0-b1*A-b2*sigma0^2-b2*A^2-b2*2*sigma0*A-B
facteur1LP<-1-b1*a1-2*b2*sigma0*a1-2*b2*a1*A
facteur2LP<--b1*a2-b2*a1^2+2*b2*sigma0*a2+2*b2*a2*A
facteur3LP<--2*b2*a1*a2
facteur4LP<--b2*a2^2

#definition des facteurs (LW)
facteur0LW<--sigma0-a1*gamma0-a1*B-a2*gamma0^2-a2*B^2-a2*2*gamma0*B-A
```

```
facteur1LW<-1-a1*b1-2*a2*gamma0*b1-2*a2*b1*B
facteur2LW<--a1*b2-a2*b1^2+2*a2*gamma0*b2+2*a2*b2*B
facteur3LW<--2*a2*b1*b2
facteur4LW<--a2*b2^2

array_LP_EMEA_1vers0<-array(0,c(nmolecule,ncountry))
array_LW_EMEA_1vers0<-array(0,c(nmolecule,ncountry))

        for(j in 1:ncountry){
                if(EMEAoriginal[j]==1){
                    LP<-
solve(polynomial(c(facteur0LP[i,j],facteur1LP[i,j],facteur2LP[i,j],facteur3LP,facte
ur4LP)))
                    LW<-
solve(polynomial(c(facteur0LW[i,j],facteur1LW[i,j],facteur2LW[i,j],facteur3LW,facte
ur4LW)))
                    for(k in 1:4){
                        if(Im(LP[k])==0 && Re(LP[k])>0) {
                            for(m in 1:4){
                                if(Im(LW[m])==0 && Re(LW[m])>0 ){
                                    array_LP_EMEA_1vers0[i,j]<-Re(LP[k])
                                    array_LW_EMEA_1vers0[i,j]<-Re(LW[m])
                                }
                            }
                        }
                    }
                }
        }

result_LW_EMEA_1vers0<-array(0,c(nmolecule,ncountry))
for(i in 1:nmolecule){
        for(j in 1:ncountry){
                if(array_LW_EMEA_1vers0[i,j] !=0 && array_LW[i,j] != 0 ){
                    result_LW_EMEA_1vers0[i,j]<-((array_LW_EMEA_1vers0[i,j]-
array_LW[i,j])/array_LW[i,j])*100
                }
        }
}


EMEA<-EMEAoriginal

#-----------------
#Variable REGREF
#-----------------

#REGREF 0 VERS 1

REGREForiginal<-REGREF
REGREF<-array(1,ncountry)

A<-array(0,c(nmolecule,ncountry))
for(i in 1:nmolecule){
        for(j in 1:ncountry){
                A[i,j]<-
effectREGPRICECONTROL_LW*REGPRICECONTROL[j]+effectREGPROFIT_LW*REGPROFIT[j]+effectR
EGCROSS_LW*REGCROSS[j]+effectREGREF_LW*REGREF[j]+effectREGPHARMACO_LW*REGPHARMACO[j
]+effectREGPATENT_LW*REGPATENT[j]+effectPOP_LW*log(POP[j])+effectHEALTHEXP_LW*log(H
EALTHEXP[j])+effectUAL_LW*UAL[j]+effectMAS_LW*MAS[j]+effectIDV_LW*IDV[j]+effectPDI_
```

```
LW*PDI[j]+effectCOMP_LW*COMP[i,j]+effectHOME_LW*HOME[i,j]+effectSUMMER_LW*SUMMER[i,
j]+effectEMEA_LW*EMEA[j]+sum(effectATC*ATC[i,])
        }
}


B<-array(0,c(nmolecule,ncountry))
for(i in 1:nmolecule){
        for(j in 1:ncountry){
                B[i,j]<-
effectREGPRICECONTROL_LP*REGPRICECONTROL[j]+effectREGPROFIT_LP*REGPROFIT[j]+effectR
EGCROSS_LP*REGCROSS[j]+effectREGREF_LP*REGREF[j]+effectREGPHARMACO_LP*REGPHARMACO[j
]+effectREGPATENT_LP*REGPATENT[j]+effectPOP_LP*log(POP[j])+effectHEALTHEXP_LP*log(H
EALTHEXP[j])+effectUAL_LP*UAL[j]+effectMAS_LP*MAS[j]+effectIDV_LP*IDV[j]+effectPDI_
LP*PDI[j]+effectCOMP_LP*COMP[i,j]+effectHOME_LP*HOME[i,j]+effectDDD_LP*DDD[i]+effec
tINFL_LP*INFL[j]+sum(effectATC*ATC[i,])
        }
}


#definition des facteurs (LP)

facteur0LP<--gamma0-b1*sigma0-b1*A-b2*sigma0^2-b2*A^2-b2*2*sigma0*A-B
facteur1LP<-1-b1*a1-2*b2*sigma0*a1-2*b2*a1*A
facteur2LP<--b1*a2-b2*a1^2+2*b2*sigma0*a2+2*b2*a2*A
facteur3LP<--2*b2*a1*a2
facteur4LP<--b2*a2^2


#definition des facteurs (LW)
facteur0LW<--sigma0-a1*gamma0-a1*B-a2*gamma0^2-a2*B^2-a2*2*gamma0*B-A
facteur1LW<-1-a1*b1-2*a2*gamma0*b1-2*a2*b1*B
facteur2LW<--a1*b2-a2*b1^2+2*a2*gamma0*b2+2*a2*b2*B
facteur3LW<--2*a2*b1*b2
facteur4LW<--a2*b2^2


array_LP_REGREF_0vers1<-array(0,c(nmolecule,ncountry))
array_LW_REGREF_0vers1<-array(0,c(nmolecule,ncountry))

        for(j in 1:ncountry){
                if(REGREForiginal[j]==0){
                        LP<-
solve(polynomial(c(facteur0LP[i,j],facteur1LP[i,j],facteur2LP[i,j],facteur3LP,facte
ur4LP)))
                        LW<-
solve(polynomial(c(facteur0LW[i,j],facteur1LW[i,j],facteur2LW[i,j],facteur3LW,facte
ur4LW)))
                        for(k in 1:4){
                                if(Im(LP[k])==0 && Re(LP[k])>0) {
                                        for(m in 1:4){
                                                if(Im(LW[m])==0 && Re(LW[m])>0 ){
                                                        array_LP_REGREF_0vers1[i,j]<-Re(LP[k])
                                                        array_LW_REGREF_0vers1[i,j]<-Re(LW[m])
                                                }
                                        }
                                }
                        }
                }
        }


result_LW_REGREF_0vers1<-array(0,c(nmolecule,ncountry))
for(i in 1:nmolecule){
```

```
        for(j in 1:ncountry){
                if(array_LW_REGREF_0vers1[i,j] !=0 && array_LW[i,j] != 0 ){
result_LW_REGREF_0vers1[i,j]<-((array_LW_REGREF_0vers1[i,j]-
array_LW[i,j])/array_LW[i,j])*100
                }
        }
}


REGREF<-REGREForiginal

#REGREF 1 VERS 0
#--------------

REGREF<-array(0,ncountry)

A<-array(0,c(nmolecule,ncountry))
for(i in 1:nmolecule){
        for(j in 1:ncountry){
                A[i,j]<-
effectREGPRICECONTROL_LW*REGPRICECONTROL[j]+effectREGPROFIT_LW*REGPROFIT[j]+effectR
EGCROSS_LW*REGCROSS[j]+effectREGREF_LW*REGREF[j]+effectREGPHARMACO_LW*REGPHARMACO[j
]+effectREGPATENT_LW*REGPATENT[j]+effectPOP_LW*log(POP[j])+effectHEALTHEXP_LW*log(H
EALTHEXP[j])+effectUAL_LW*UAL[j]+effectMAS_LW*MAS[j]+effectIDV_LW*IDV[j]+effectPDI_
LW*PDI[j]+effectCOMP_LW*COMP[i,j]+effectHOME_LW*HOME[i,j]+effectSUMMER_LW*SUMMER[i,
j]+effectEMEA_LW*EMEA[j]+sum(effectATC*ATC[i,])
        }
}

B<-array(0,c(nmolecule,ncountry))
for(i in 1:nmolecule){
        for(j in 1:ncountry){
                B[i,j]<-
effectREGPRICECONTROL_LP*REGPRICECONTROL[j]+effectREGPROFIT_LP*REGPROFIT[j]+effectR
EGCROSS_LP*REGCROSS[j]+effectREGREF_LP*REGREF[j]+effectREGPHARMACO_LP*REGPHARMACO[j
]+effectREGPATENT_LP*REGPATENT[j]+effectPOP_LP*log(POP[j])+effectHEALTHEXP_LP*log(H
EALTHEXP[j])+effectUAL_LP*UAL[j]+effectMAS_LP*MAS[j]+effectIDV_LP*IDV[j]+effectPDI_
LP*PDI[j]+effectCOMP_LP*COMP[i,j]+effectHOME_LP*HOME[i,j]+effectDDD_LP*DDD[i]+effec
tINFL_LP*INFL[j]+sum(effectATC*ATC[i,])
        }
}

#definition des facteurs (LP)

facteur0LP<--gamma0-b1*sigma0-b1*A-b2*sigma0^2-b2*A^2-b2*2*sigma0*A-B
facteur1LP<-1-b1*a1-2*b2*sigma0*a1-2*b2*a1*A
facteur2LP<--b1*a2-b2*a1^2+2*b2*sigma0*a2+2*b2*a2*A
facteur3LP<--2*b2*a1*a2
facteur4LP<--b2*a2^2

#definition des facteurs (LW)
facteur0LW<--sigma0-a1*gamma0-a1*B-a2*gamma0^2-a2*B^2-a2*2*gamma0*B-A
facteur1LW<-1-a1*b1-2*a2*gamma0*b1-2*a2*b1*B
facteur2LW<--a1*b2-a2*b1^2+2*a2*gamma0*b2+2*a2*b2*B
facteur3LW<--2*a2*b1*b2
facteur4LW<--a2*b2^2

array_LP_REGREF_1vers0<-array(0,c(nmolecule,ncountry))
array_LW_REGREF_1vers0<-array(0,c(nmolecule,ncountry))

        for(j in 1:ncountry){
```

```
                if(REGREForiginal[j]==1){
                        LP<-
solve(polynomial(c(facteur0LP[i,j],facteur1LP[i,j],facteur2LP[i,j],facteur3LP,facte
ur4LP)))
                        LW<-
solve(polynomial(c(facteur0LW[i,j],facteur1LW[i,j],facteur2LW[i,j],facteur3LW,facte
ur4LW)))
                        for(k in 1:4){
                                if(Im(LP[k])==0 && Re(LP[k])>0) {
                                        for(m in 1:4){
                                                if(Im(LW[m])==0 && Re(LW[m])>0 ){
                                                        array_LP_REGREF_1vers0[i,j]<-Re(LP[k])
                                                        array_LW_REGREF_1vers0[i,j]<-Re(LW[m])
                                                }
                                        }
                                }
                        }
                }
        }

result_LW_REGREF_1vers0<-array(0,c(nmolecule,ncountry))
for(i in 1:nmolecule){
        for(j in 1:ncountry){
                if(array_LW_REGREF_1vers0[i,j] !=0 && array_LW[i,j] != 0 ){

                        result_LW_REGREF_1vers0[i,j]<-((array_LW_REGREF_1vers0[i,j]-
array_LW[i,j])/array_LW[i,j])*100
                }
        }
}

REGREF<-REGREForiginal

#----------------
#Variable REGPHARMACO
#----------------

#REGPHARMACO 0 VERS 1

REGPHARMACOoriginal<-REGPHARMACO
REGPHARMACO<-array(1,ncountry)

A<-array(0,c(nmolecule,ncountry))
for(i in 1:nmolecule){
        for(j in 1:ncountry){
                A[i,j]<-
effectREGPRICECONTROL_LW*REGPRICECONTROL[j]+effectREGPROFIT_LW*REGPROFIT[j]+effectR
EGCROSS_LW*REGCROSS[j]+effectREGREF_LW*REGREF[j]+effectREGPHARMACO_LW*REGPHARMACO[j
]+effectREGPATENT_LW*REGPATENT[j]+effectPOP_LW*log(POP[j])+effectHEALTHEXP_LW*log(H
EALTHEXP[j])+effectUAL_LW*UAL[j]+effectMAS_LW*MAS[j]+effectIDV_LW*IDV[j]+effectPDI_
LW*PDI[j]+effectCOMP_LW*COMP[i,j]+effectHOME_LW*HOME[i,j]+effectSUMMER_LW*SUMMER[i,
j]+effectEMEA_LW*EMEA[j]+sum(effectATC*ATC[i,])
        }
}

B<-array(0,c(nmolecule,ncountry))
for(i in 1:nmolecule){
        for(j in 1:ncountry){
```

```
                B[i,j]<-
effectREGPRICECONTROL_LP*REGPRICECONTROL[j]+effectREGPROFIT_LP*REGPROFIT[j]+effectR
EGCROSS_LP*REGCROSS[j]+effectREGREF_LP*REGREF[j]+effectREGPHARMACO_LP*REGPHARMACO[j
]+effectREGPATENT_LP*REGPATENT[j]+effectPOP_LP*log(POP[j])+effectHEALTHEXP_LP*log(H
EALTHEXP[j])+effectUAL_LP*UAL[j]+effectMAS_LP*MAS[j]+effectIDV_LP*IDV[j]+effectPDI_
LP*PDI[j]+effectCOMP_LP*COMP[i,j]+effectHOME_LP*HOME[i,j]+effectDDD_LP*DDD[i]+effec
tINFL_LP*INFL[j]+sum(effectATC*ATC[i,])
        }
}

#definition des facteurs (LP)

facteur0LP<--gamma0-b1*sigma0-b1*A-b2*sigma0^2-b2*A^2-b2*2*sigma0*A-B
facteur1LP<-1-b1*a1-2*b2*sigma0*a1-2*b2*a1*A
facteur2LP<--b1*a2-b2*a1^2+2*b2*sigma0*a2+2*b2*a2*A
facteur3LP<--2*b2*a1*a2
facteur4LP<--b2*a2^2

#definition des facteurs (LW)
facteur0LW<--sigma0-a1*gamma0-a1*B-a2*gamma0^2-a2*B^2-a2*2*gamma0*B-A
facteur1LW<-1-a1*b1-2*a2*gamma0*b1-2*a2*b1*B
facteur2LW<--a1*b2-a2*b1^2+2*a2*gamma0*b2+2*a2*b2*B
facteur3LW<--2*a2*b1*b2
facteur4LW<--a2*b2^2

array_LP_REGPHARMACO_0vers1<-array(0,c(nmolecule,ncountry))
array_LW_REGPHARMACO_0vers1<-array(0,c(nmolecule,ncountry))

        for(j in 1:ncountry){
                if(REGPHARMACOoriginal[j]==0){
                        LP<-
solve(polynomial(c(facteur0LP[i,j],facteur1LP[i,j],facteur2LP[i,j],facteur3LP,facte
ur4LP)))
                        LW<-
solve(polynomial(c(facteur0LW[i,j],facteur1LW[i,j],facteur2LW[i,j],facteur3LW,facte
ur4LW)))
        for(k in 1:4){
                if(Im(LP[k])==0 && Re(LP[k])>0) {
                        for(m in 1:4){
                                if(Im(LW[m])==0 && Re(LW[m])>0 ){
                                        array_LP_REGPHARMACO_0vers1[i,j]<- Re(LP[k])

                                        array_LW_REGPHARMACO_0vers1[i,j]<- Re(LW[m])
                                        }

                                }
                        }
                }
        }

result_LW_REGPHARMACO_0vers1<-array(0,c(nmolecule,ncountry))
for(i in 1:nmolecule){
        for(j in 1:ncountry){
                if(array_LW_REGPHARMACO_0vers1[i,j] !=0 && array_LW[i,j] != 0 ){
result_LW_REGPHARMACO_0vers1[i,j]<-((array_LW_REGPHARMACO_0vers1[i,j]-
array_LW[i,j])/array_LW[i,j])*100
        }
}
}
```

```
REGPHARMACO<-REGPHARMACOoriginal

#REGPHARMACO 1 VERS 0
#--------------

REGPHARMACO<-array(0,ncountry)

A<-array(0,c(nmolecule,ncountry))
for(i in 1:nmolecule){
        for(j in 1:ncountry){
                A[i,j]<-
effectREGPRICECONTROL_LW*REGPRICECONTROL[j]+effectREGPROFIT_LW*REGPROFIT[j]+effectR
EGCROSS_LW*REGCROSS[j]+effectREGREF_LW*REGREF[j]+effectREGPHARMACO_LW*REGPHARMACO[j
]+effectREGPATENT_LW*REGPATENT[j]+effectPOP_LW*log(POP[j])+effectHEALTHEXP_LW*log(H
EALTHEXP[j])+effectUAL_LW*UAL[j]+effectMAS_LW*MAS[j]+effectIDV_LW*IDV[j]+effectPDI_
LW*PDI[j]+effectCOMP_LW*COMP[i,j]+effectHOME_LW*HOME[i,j]+effectSUMMER_LW*SUMMER[i,
j]+effectEMEA_LW*EMEA[j]+sum(effectATC*ATC[i,])
        }
}

B<-array(0,c(nmolecule,ncountry))
for(i in 1:nmolecule){
        for(j in 1:ncountry){
                B[i,j]<-
effectREGPRICECONTROL_LP*REGPRICECONTROL[j]+effectREGPROFIT_LP*REGPROFIT[j]+effectR
EGCROSS_LP*REGCROSS[j]+effectREGREF_LP*REGREF[j]+effectREGPHARMACO_LP*REGPHARMACO[j
]+effectREGPATENT_LP*REGPATENT[j]+effectPOP_LP*log(POP[j])+effectHEALTHEXP_LP*log(H
EALTHEXP[j])+effectUAL_LP*UAL[j]+effectMAS_LP*MAS[j]+effectIDV_LP*IDV[j]+effectPDI_
LP*PDI[j]+effectCOMP_LP*COMP[i,j]+effectHOME_LP*HOME[i,j]+effectDDD_LP*DDD[i]+effec
tINFL_LP*INFL[j]+sum(effectATC*ATC[i,])
        }
}

#definition des facteurs (LP)

facteur0LP<--gamma0-b1*sigma0-b1*A-b2*sigma0^2-b2*A^2-b2*2*sigma0*A-B
facteur1LP<-1-b1*a1-2*b2*sigma0*a1-2*b2*a1*A
facteur2LP<--b1*a2-b2*a1^2+2*b2*sigma0*a2+2*b2*a2*A
facteur3LP<--2*b2*a1*a2
facteur4LP<--b2*a2^2

#definition des facteurs (LW)
facteur0LW<--sigma0-a1*gamma0-a1*B-a2*gamma0^2-a2*B^2-a2*2*gamma0*B-A
facteur1LW<-1-a1*b1-2*a2*gamma0*b1-2*a2*b1*B
facteur2LW<--a1*b2-a2*b1^2+2*a2*gamma0*b2+2*a2*b2*B
facteur3LW<--2*a2*b1*b2
facteur4LW<--a2*b2^2

array_LP_REGPHARMACO_1vers0<-array(0,c(nmolecule,ncountry))
array_LW_REGPHARMACO_1vers0<-array(0,c(nmolecule,ncountry))

        for(j in 1:ncountry){
                if(REGPHARMACOoriginal[j]==1){
                        LP<-
solve(polynomial(c(facteur0LP[i,j],facteur1LP[i,j],facteur2LP[i,j],facteur3LP,facte
ur4LP)))
```

132

```
                      LW<-
solve(polynomial(c(facteur0LW[i,j],facteur1LW[i,j],facteur2LW[i,j],facteur3LW,facte
ur4LW)))

      for(k in 1:4){
            if(Im(LP[k])==0 && Re(LP[k])>0) {
                  for(m in 1:4){
                        if(Im(LW[m])==0 && Re(LW[m])>0 ){
                              array_LP_REGPHARMACO_1vers0[i,j]<- Re(LP[k])
                              array_LW_REGPHARMACO_1vers0[i,j]<- Re(LW[m])
                              }
                        }
                  }
            }
      }

result_LW_REGPHARMACO_1vers0<-array(0,c(nmolecule,ncountry))
for(i in 1:nmolecule){
      for(j in 1:ncountry){
            if(array_LW_REGPHARMACO_1vers0[i,j] !=0 && array_LW[i,j] != 0 ){
                  result_LW_REGPHARMACO_1vers0[i,j]<-
((array_LW_REGPHARMACO_1vers0[i,j]-array_LW[i,j])/array_LW[i,j])*100
            }
      }
}

REGPHARMACO<-REGPHARMACOoriginal

#----------------
#Variables LP : HOME cf plus haut
#----------------

#----------------
#Variables LP : DDD
#----------------

#Calcul d une variation de la variable DDD de -20%
      DDD<-DDD*0.8

A<-array(0,c(nmolecule,ncountry))
for(i in 1:nmolecule){
      for(j in 1:ncountry){
            A[i,j]<-
effectREGPRICECONTROL_LW*REGPRICECONTROL[j]+effectREGPROFIT_LW*REGPROFIT[j]+effectR
EGCROSS_LW*REGCROSS[j]+effectREGREF_LW*REGREF[j]+effectREGPHARMACO_LW*REGPHARMACO[j
]+effectREGPATENT_LW*REGPATENT[j]+effectPOP_LW*log(POP[j])+effectHEALTHEXP_LW*log(H
EALTHEXP[j])+effectUAL_LW*UAL[j]+effectMAS_LW*MAS[j]+effectIDV_LW*IDV[j]+effectPDI_
LW*PDI[j]+effectCOMP_LW*COMP[i,j]+effectHOME_LW*HOME[i,j]+effectSUMMER_LW*SUMMER[i,
j]+effectEMEA_LW*EMEA[j]+sum(effectATC*ATC[i,])
      }
}

B<-array(0,c(nmolecule,ncountry))
for(i in 1:nmolecule){
      for(j in 1:ncountry){
            B[i,j]<-
effectREGPRICECONTROL_LP*REGPRICECONTROL[j]+effectREGPROFIT_LP*REGPROFIT[j]+effectR
```

```
EGCROSS_LP*REGCROSS[j]+effectREGREF_LP*REGREF[j]+effectREGPHARMACO_LP*REGPHARMACO[j
]+effectREGPATENT_LP*REGPATENT[j]+effectPOP_LP*log(POP[j])+effectHEALTHEXP_LP*log(H
EALTHEXP[j])+effectUAL_LP*UAL[j]+effectMAS_LP*MAS[j]+effectIDV_LP*IDV[j]+effectPDI_
LP*PDI[j]+effectCOMP_LP*COMP[i,j]+effectHOME_LP*HOME[i,j]+effectDDD_LP*DDD[i]+effec
tINFL_LP*INFL[j]+sum(effectATC*ATC[i,])
        }
}

#definition des facteurs (LP)

facteur0LP<--gamma0-b1*sigma0-b1*A-b2*sigma0^2-b2*A^2-b2*2*sigma0*A-B
facteur1LP<-1-b1*a1-2*b2*sigma0*a1-2*b2*a1*A
facteur2LP<--b1*a2-b2*a1^2+2*b2*sigma0*a2+2*b2*a2*A
facteur3LP<--2*b2*a1*a2
facteur4LP<--b2*a2^2

#definition des facteurs (LW)

facteur0LW<--sigma0-a1*gamma0-a1*B-a2*gamma0^2-a2*B^2-a2*2*gamma0*B-A
facteur1LW<-1-a1*b1-2*a2*gamma0*b1-2*a2*b1*B
facteur2LW<--a1*b2-a2*b1^2+2*a2*gamma0*b2+2*a2*b2*B
facteur3LW<--2*a2*b1*b2
facteur4LW<--a2*b2^2

array_LP_DDD_moins20pc<-array(0,c(nmolecule,ncountry))
array_LW_DDD_moins20pc<-array(0,c(nmolecule,ncountry))

for(i in 1:nmolecule){
        for(j in 1:ncountry){
                LP<-
solve(polynomial(c(facteur0LP[i,j],facteur1LP[i,j],facteur2LP[i,j],facteur3LP,facte
ur4LP)))
                LW<-
solve(polynomial(c(facteur0LW[i,j],facteur1LW[i,j],facteur2LW[i,j],facteur3LW,facte
ur4LW)))
                for(k in 1:4){
                        if(Im(LP[k])==0 && Re(LP[k])>0) {
                                for(m in 1:4){
                                        if(Im(LW[m])==0 && Re(LW[m])>0 ){
                                                array_LP_DDD_moins20pc[i,j]<-Re(LP[k])
                                                array_LW_DDD_moins20pc[i,j]<-Re(LW[m])
                                                }
                                        }
                                }
                        }
                }
        }

for(i in 1:nmolecule){
        for(j in 1:ncountry){
                if(array_LP_DDD_moins20pc[i,j]>0){
                        array_LP_DDD_moins20pc[i,j]<-exp(array_LP_DDD_moins20pc[i,j])
                }
        }
}

result_LP_DDD_moins20pc<-array(0,c(nmolecule,ncountry))
for(i in 1:nmolecule){
        for(j in 1:ncountry){
                if(array_LP_DDD_moins20pc[i,j] !=0 && array_LW[i,j] != 0 ){
```

```
                    result_LP_DDD_moins20pc[i,j]<-((array_LP_DDD_moins20pc[i,j]-
array_LP[i,j])/array_LP[i,j])*100
              }
       }
}


#Calcul d une variation de la variable DDD de -10%
       DDD<-DDD/0.8*0.9

A<-array(0,c(nmolecule,ncountry))
for(i in 1:nmolecule){
       for(j in 1:ncountry){
              A[i,j]<-
effectREGPRICECONTROL_LW*REGPRICECONTROL[j]+effectREGPROFIT_LW*REGPROFIT[j]+effectR
EGCROSS_LW*REGCROSS[j]+effectREGREF_LW*REGREF[j]+effectREGPHARMACO_LW*REGPHARMACO[j
]+effectREGPATENT_LW*REGPATENT[j]+effectPOP_LW*log(POP[j])+effectHEALTHEXP_LW*log(H
EALTHEXP[j])+effectUAL_LW*UAL[j]+effectMAS_LW*MAS[j]+effectIDV_LW*IDV[j]+effectPDI_
LW*PDI[j]+effectCOMP_LW*COMP[i,j]+effectHOME_LW*HOME[i,j]+effectSUMMER_LW*SUMMER[i,
j]+effectEMEA_LW*EMEA[j]+sum(effectATC*ATC[i,])
       }
}

B<-array(0,c(nmolecule,ncountry))
for(i in 1:nmolecule){
       for(j in 1:ncountry){
              B[i,j]<-
effectREGPRICECONTROL_LP*REGPRICECONTROL[j]+effectREGPROFIT_LP*REGPROFIT[j]+effectR
EGCROSS_LP*REGCROSS[j]+effectREGREF_LP*REGREF[j]+effectREGPHARMACO_LP*REGPHARMACO[j
]+effectREGPATENT_LP*REGPATENT[j]+effectPOP_LP*log(POP[j])+effectHEALTHEXP_LP*log(H
EALTHEXP[j])+effectUAL_LP*UAL[j]+effectMAS_LP*MAS[j]+effectIDV_LP*IDV[j]+effectPDI_
LP*PDI[j]+effectCOMP_LP*COMP[i,j]+effectHOME_LP*HOME[i,j]+effectDDD_LP*DDD[i]+effec
tINFL_LP*INFL[j]+sum(effectATC*ATC[i,])
       }
}

#definition des facteurs (LP)

facteur0LP<--gamma0-b1*sigma0-b1*A-b2*sigma0^2-b2*A^2-b2*2*sigma0*A-B
facteur1LP<-1-b1*a1-2*b2*sigma0*a1-2*b2*a1*A
facteur2LP<--b1*a2-b2*a1^2+2*b2*sigma0*a2+2*b2*a2*A
facteur3LP<--2*b2*a1*a2
facteur4LP<--b2*a2^2

#definition des facteurs (LW)

facteur0LW<--sigma0-a1*gamma0-a1*B-a2*gamma0^2-a2*B^2-a2*2*gamma0*B-A
facteur1LW<-1-a1*b1-2*a2*gamma0*b1-2*a2*b1*B
facteur2LW<--a1*b2-a2*b1^2+2*a2*gamma0*b2+2*a2*b2*B
facteur3LW<--2*a2*b1*b2
facteur4LW<--a2*b2^2

array_LP_DDD_moins10pc<-array(0,c(nmolecule,ncountry))
array_LW_DDD_moins10pc<-array(0,c(nmolecule,ncountry))

for(i in 1:nmolecule){
       for(j in 1:ncountry){
              LP<-
solve(polynomial(c(facteur0LP[i,j],facteur1LP[i,j],facteur2LP[i,j],facteur3LP,facte
ur4LP)))
```

135

```
                LW<-
solve(polynomial(c(facteur0LW[i,j],facteur1LW[i,j],facteur2LW[i,j],facteur3LW,facte
ur4LW)))

                for(k in 1:4){
                        if(Im(LP[k])==0 && Re(LP[k])>0) {
                                for(m in 1:4){
                                        if(Im(LW[m])==0 && Re(LW[m])>0 ){
                                                array_LP_DDD_moins10pc[i,j]<-Re(LP[k])
                                                array_LW_DDD_moins10pc[i,j]<-Re(LW[m])
                                                }
                                        }
                                }
                        }
                }
        }

for(i in 1:nmolecule){
        for(j in 1:ncountry){
                if(array_LP_DDD_moins10pc[i,j]>0){
                        array_LP_DDD_moins10pc[i,j]<-exp(array_LP_DDD_moins10pc[i,j])
                }
        }
}


result_LP_DDD_moins10pc<-array(0,c(nmolecule,ncountry))
for(i in 1:nmolecule){
        for(j in 1:ncountry){
                if(array_LP_DDD_moins10pc[i,j] !=0 && array_LW[i,j] != 0 ){
                        result_LP_DDD_moins10pc[i,j]<-((array_LP_DDD_moins10pc[i,j]-
array_LP[i,j])/array_LP[i,j])*100
                }
        }
}

#Calcul d une variation de la variable DDD de +10%
        DDD<-DDD/0.9*1.1

A<-array(0,c(nmolecule,ncountry))
for(i in 1:nmolecule){
        for(j in 1:ncountry){
                A[i,j]<-
effectREGPRICECONTROL_LW*REGPRICECONTROL[j]+effectREGPROFIT_LW*REGPROFIT[j]+effectR
EGCROSS_LW*REGCROSS[j]+effectREGREF_LW*REGREF[j]+effectREGPHARMACO_LW*REGPHARMACO[j
]+effectREGPATENT_LW*REGPATENT[j]+effectPOP_LW*log(POP[j])+effectHEALTHEXP_LW*log(H
EALTHEXP[j])+effectUAL_LW*UAL[j]+effectMAS_LW*MAS[j]+effectIDV_LW*IDV[j]+effectPDI_
LW*PDI[j]+effectCOMP_LW*COMP[i,j]+effectHOME_LW*HOME[i,j]+effectSUMMER_LW*SUMMER[i,
j]+effectEMEA_LW*EMEA[j]+sum(effectATC*ATC[i,])
        }
}

B<-array(0,c(nmolecule,ncountry))
for(i in 1:nmolecule){
        for(j in 1:ncountry){
                B[i,j]<-
effectREGPRICECONTROL_LP*REGPRICECONTROL[j]+effectREGPROFIT_LP*REGPROFIT[j]+effectR
EGCROSS_LP*REGCROSS[j]+effectREGREF_LP*REGREF[j]+effectREGPHARMACO_LP*REGPHARMACO[j
]+effectREGPATENT_LP*REGPATENT[j]+effectPOP_LP*log(POP[j])+effectHEALTHEXP_LP*log(H
EALTHEXP[j])+effectUAL_LP*UAL[j]+effectMAS_LP*MAS[j]+effectIDV_LP*IDV[j]+effectPDI_
LP*PDI[j]+effectCOMP_LP*COMP[i,j]+effectHOME_LP*HOME[i,j]+effectDDD_LP*DDD[i]+effec
tINFL_LP*INFL[j]+sum(effectATC*ATC[i,])
```

136

```
        }
}

#definition des facteurs (LP)

facteur0LP<--gamma0-b1*sigma0-b1*A-b2*sigma0^2-b2*A^2-b2*2*sigma0*A-B
facteur1LP<--1-b1*a1-2*b2*sigma0*a1-2*b2*a1*A
facteur2LP<--b1*a2-b2*a1^2+2*b2*sigma0*a2+2*b2*a2*A
facteur3LP<--2*b2*a1*a2
facteur4LP<--b2*a2^2

#definition des facteurs (LW)

facteur0LW<--sigma0-a1*gamma0-a1*B-a2*gamma0^2-a2*B^2-a2*2*gamma0*B-A
facteur1LW<--1-a1*b1-2*a2*gamma0*b1-2*a2*b1*B
facteur2LW<--a1*b2-a2*b1^2+2*a2*gamma0*b2+2*a2*b2*B
facteur3LW<--2*a2*b1*b2
facteur4LW<--a2*b2^2

array_LP_DDD_plus10pc<-array(0,c(nmolecule,ncountry))
array_LW_DDD_plus10pc<-array(0,c(nmolecule,ncountry))

for(i in 1:nmolecule){
        for(j in 1:ncountry){
                LP<-
solve(polynomial(c(facteur0LP[i,j],facteur1LP[i,j],facteur2LP[i,j],facteur3LP,facte
ur4LP)))
                LW<-
solve(polynomial(c(facteur0LW[i,j],facteur1LW[i,j],facteur2LW[i,j],facteur3LW,facte
ur4LW)))
                for(k in 1:4){
                        if(Im(LP[k])==0 && Re(LP[k])>0) {
                                for(m in 1:4){
                                        if(Im(LW[m])==0 && Re(LW[m])>0 ){
                                                array_LP_DDD_plus10pc[i,j]<-Re(LP[k])
                                                array_LW_DDD_plus10pc[i,j]<-Re(LW[m])
                                                }
                                        }
                                }
                        }
                }
        }


for(i in 1:nmolecule){
        for(j in 1:ncountry){
                if(array_LP_DDD_plus10pc[i,j]>0){
                        array_LP_DDD_plus10pc[i,j]<-exp(array_LP_DDD_plus10pc[i,j])
                }
        }
}

result_LP_DDD_plus10pc<-array(0,c(nmolecule,ncountry))
for(i in 1:nmolecule){
        for(j in 1:ncountry){
                if(array_LP_DDD_plus10pc[i,j] !=0 && array_LW[i,j] != 0 ){
                        result_LP_DDD_plus10pc[i,j]<-((array_LP_DDD_plus10pc[i,j]-
array_LP[i,j])/array_LP[i,j])*100
                }

        }
}
```

```
#DDD + 20%
DDD<-DDD/1.1*1.2

A<-array(0,c(nmolecule,ncountry))
for(i in 1:nmolecule){
        for(j in 1:ncountry){
                A[i,j]<-
effectREGPRICECONTROL_LW*REGPRICECONTROL[j]+effectREGPROFIT_LW*REGPROFIT[j]+effectR
EGCROSS_LW*REGCROSS[j]+effectREGREF_LW*REGREF[j]+effectREGPHARMACO_LW*REGPHARMACO[j
]+effectREGPATENT_LW*REGPATENT[j]+effectPOP_LW*log(POP[j])+effectHEALTHEXP_LW*log(H
EALTHEXP[j])+effectUAL_LW*UAL[j]+effectMAS_LW*MAS[j]+effectIDV_LW*IDV[j]+effectPDI_
LW*PDI[j]+effectCOMP_LW*COMP[i,j]+effectHOME_LW*HOME[i,j]+effectSUMMER_LW*SUMMER[i,
j]+effectEMEA_LW*EMEA[j]+sum(effectATC*ATC[i,])
        }
}

B<-array(0,c(nmolecule,ncountry))
for(i in 1:nmolecule){
        for(j in 1:ncountry){
                B[i,j]<-
effectREGPRICECONTROL_LP*REGPRICECONTROL[j]+effectREGPROFIT_LP*REGPROFIT[j]+effectR
EGCROSS_LP*REGCROSS[j]+effectREGREF_LP*REGREF[j]+effectREGPHARMACO_LP*REGPHARMACO[j
]+effectREGPATENT_LP*REGPATENT[j]+effectPOP_LP*log(POP[j])+effectHEALTHEXP_LP*log(H
EALTHEXP[j])+effectUAL_LP*UAL[j]+effectMAS_LP*MAS[j]+effectIDV_LP*IDV[j]+effectPDI_
LP*PDI[j]+effectCOMP_LP*COMP[i,j]+effectHOME_LP*HOME[i,j]+effectDDD_LP*DDD[i]+effec
tINFL_LP*INFL[j]+sum(effectATC*ATC[i,])
        }
}

#definition des facteurs (LP)

facteur0LP<--gamma0-b1*sigma0-b1*A-b2*sigma0^2-b2*A^2-b2*2*sigma0*A-B
facteur1LP<-1-b1*a1-2*b2*sigma0*a1-2*b2*a1*A
facteur2LP<--b1*a2-b2*a1^2+2*b2*sigma0*a2+2*b2*a2*A
facteur3LP<--2*b2*a1*a2
facteur4LP<--b2*a2^2

#definition des facteurs (LW)

facteur0LW<--sigma0-a1*gamma0-a1*B-a2*gamma0^2-a2*B^2-a2*2*gamma0*B-A
facteur1LW<-1-a1*b1-2*a2*gamma0*b1-2*a2*b1*B
facteur2LW<--a1*b2-a2*b1^2+2*a2*gamma0*b2+2*a2*b2*B
facteur3LW<--2*a2*b1*b2
facteur4LW<--a2*b2^2

array_LP_DDD_plus20pc<-array(0,c(nmolecule,ncountry))
array_LW_DDD_plus20pc<-array(0,c(nmolecule,ncountry))

for(i in 1:nmolecule){
        for(j in 1:ncountry){
                LP<-
solve(polynomial(c(facteur0LP[i,j],facteur1LP[i,j],facteur2LP[i,j],facteur3LP,facte
ur4LP)))
                LW<-
solve(polynomial(c(facteur0LW[i,j],facteur1LW[i,j],facteur2LW[i,j],facteur3LW,facte
ur4LW)))

                for(k in 1:4){
                        if(Im(LP[k])==0 && Re(LP[k])>0) {
                                for(m in 1:4){
```

```
                                    if(Im(LW[m])==0 && Re(LW[m])>0 ){
                                            array_LP_DDD_plus20pc[i,j]<-Re(LP[k])
                                            array_LW_DDD_plus20pc[i,j]<-Re(LW[m])
                                            }
                                    }
                            }
                    }
            }
    }

for(i in 1:nmolecule){
        for(j in 1:ncountry){
                if(array_LP_DDD_plus20pc[i,j]>0){
                        array_LP_DDD_plus20pc[i,j]<-exp(array_LP_DDD_plus20pc[i,j])
                }
        }
}

result_LP_DDD_plus20pc<-array(0,c(nmolecule,ncountry))
for(i in 1:nmolecule){
        for(j in 1:ncountry){
                if(array_LP_DDD_plus20pc[i,j] !=0 && array_LW[i,j] != 0 ){
                        result_LP_DDD_plus20pc[i,j]<-((array_LP_DDD_plus20pc[i,j]-
array_LP[i,j])/array_LP[i,j])*100
                }
        }
}

DDD<-DDD/1.2

#-----------------
#Variables LP : COMP
#-----------------

#Calcul d une variation de la variable COMP de -20%
        COMP<-COMP*0.8

A<-array(0,c(nmolecule,ncountry))
for(i in 1:nmolecule){
        for(j in 1:ncountry){
                A[i,j]<-
effectREGPRICECONTROL_LW*REGPRICECONTROL[j]+effectREGPROFIT_LW*REGPROFIT[j]+effectR
EGCROSS_LW*REGCROSS[j]+effectREGREF_LW*REGREF[j]+effectREGPHARMACO_LW*REGPHARMACO[j
]+effectREGPATENT_LW*REGPATENT[j]+effectPOP_LW*log(POP[j])+effectHEALTHEXP_LW*log(H
EALTHEXP[j])+effectUAL_LW*UAL[j]+effectMAS_LW*MAS[j]+effectIDV_LW*IDV[j]+effectPDI_
LW*PDI[j]+effectCOMP_LW*COMP[i,j]+effectHOME_LW*HOME[i,j]+effectSUMMER_LW*SUMMER[i,
j]+effectEMEA_LW*EMEA[j]+sum(effectATC*ATC[i,])
        }
}

B<-array(0,c(nmolecule,ncountry))
for(i in 1:nmolecule){
        for(j in 1:ncountry){
                B[i,j]<-
effectREGPRICECONTROL_LP*REGPRICECONTROL[j]+effectREGPROFIT_LP*REGPROFIT[j]+effectR
EGCROSS_LP*REGCROSS[j]+effectREGREF_LP*REGREF[j]+effectREGPHARMACO_LP*REGPHARMACO[j
]+effectREGPATENT_LP*REGPATENT[j]+effectPOP_LP*log(POP[j])+effectHEALTHEXP_LP*log(H
EALTHEXP[j])+effectUAL_LP*UAL[j]+effectMAS_LP*MAS[j]+effectIDV_LP*IDV[j]+effectPDI_
```

```
LP*PDI[j]+effectCOMP_LP*COMP[i,j]+effectHOME_LP*HOME[i,j]+effectDDD_LP*DDD[i]+effec
tINFL_LP*INFL[j]+sum(effectATC*ATC[i,])
        }
}


#definition des facteurs (LP)

facteur0LP<--gamma0-b1*sigma0-b1*A-b2*sigma0^2-b2*A^2-b2*2*sigma0*A-B
facteur1LP<-1-b1*a1-2*b2*sigma0*a1-2*b2*a1*A
facteur2LP<--b1*a2-b2*a1^2+2*b2*sigma0*a2+2*b2*a2*A
facteur3LP<--2*b2*a1*a2
facteur4LP<--b2*a2^2

#definition des facteurs (LW)

facteur0LW<--sigma0-a1*gamma0-a1*B-a2*gamma0^2-a2*B^2-a2*2*gamma0*B-A
facteur1LW<-1-a1*b1-2*a2*gamma0*b1-2*a2*b1*B
facteur2LW<--a1*b2-a2*b1^2+2*a2*gamma0*b2+2*a2*b2*B
facteur3LW<--2*a2*b1*b2
facteur4LW<--a2*b2^2


array_LP_COMP_moins20pc<-array(0,c(nmolecule,ncountry))
array_LW_COMP_moins20pc<-array(0,c(nmolecule,ncountry))

for(i in 1:nmolecule){
        for(j in 1:ncountry){
                LP<-
solve(polynomial(c(facteur0LP[i,j],facteur1LP[i,j],facteur2LP[i,j],facteur3LP,facte
ur4LP)))
                LW<-
solve(polynomial(c(facteur0LW[i,j],facteur1LW[i,j],facteur2LW[i,j],facteur3LW,facte
ur4LW)))
                for(k in 1:4){
                        if(Im(LP[k])==0 && Re(LP[k])>0) {
                                for(m in 1:4){
                                        if(Im(LW[m])==0 && Re(LW[m])>0 ){
                                                array_LP_COMP_moins20pc[i,j]<-Re(LP[k])
                                                array_LW_COMP_moins20pc[i,j]<-Re(LW[m])
                                                }

                                }
                        }
                }
        }
}

for(i in 1:nmolecule){
        for(j in 1:ncountry){
                if(array_LP_COMP_moins20pc[i,j]>0){
                        array_LP_COMP_moins20pc[i,j]<-exp(array_LP_COMP_moins20pc[i,j])
                }
        }
}


result_LP_COMP_moins20pc<-array(0,c(nmolecule,ncountry))
for(i in 1:nmolecule){
        for(j in 1:ncountry){
                if(array_LP_COMP_moins20pc[i,j] !=0 && array_LW[i,j] != 0 ){
                        result_LP_COMP_moins20pc[i,j]<-((array_LP_COMP_moins20pc[i,j]-
array_LP[i,j])/array_LP[i,j])*100
                }
```

```
        }
}

#Calcul d une variation de la variable COMP de -10%
        COMP<-COMP/0.8*0.9

A<-array(0,c(nmolecule,ncountry))
for(i in 1:nmolecule){
        for(j in 1:ncountry){
                A[i,j]<-
effectREGPRICECONTROL_LW*REGPRICECONTROL[j]+effectREGPROFIT_LW*REGPROFIT[j]+effectR
EGCROSS_LW*REGCROSS[j]+effectREGREF_LW*REGREF[j]+effectREGPHARMACO_LW*REGPHARMACO[j
]+effectREGPATENT_LW*REGPATENT[j]+effectPOP_LW*log(POP[j])+effectHEALTHEXP_LW*log(H
EALTHEXP[j])+effectUAL_LW*UAL[j]+effectMAS_LW*MAS[j]+effectIDV_LW*IDV[j]+effectPDI_
LW*PDI[j]+effectCOMP_LW*COMP[i,j]+effectHOME_LW*HOME[i,j]+effectSUMMER_LW*SUMMER[i,
j]+effectEMEA_LW*EMEA[j]+sum(effectATC*ATC[i,])
        }
}

B<-array(0,c(nmolecule,ncountry))
for(i in 1:nmolecule){
        for(j in 1:ncountry){
                B[i,j]<-
effectREGPRICECONTROL_LP*REGPRICECONTROL[j]+effectREGPROFIT_LP*REGPROFIT[j]+effectR
EGCROSS_LP*REGCROSS[j]+effectREGREF_LP*REGREF[j]+effectREGPHARMACO_LP*REGPHARMACO[j
]+effectREGPATENT_LP*REGPATENT[j]+effectPOP_LP*log(POP[j])+effectHEALTHEXP_LP*log(H
EALTHEXP[j])+effectUAL_LP*UAL[j]+effectMAS_LP*MAS[j]+effectIDV_LP*IDV[j]+effectPDI_
LP*PDI[j]+effectCOMP_LP*COMP[i,j]+effectHOME_LP*HOME[i,j]+effectDDD_LP*DDD[i]+effec
tINFL_LP*INFL[j]+sum(effectATC*ATC[i,])
        }
}

#definition des facteurs (LP)

facteur0LP<--gamma0-b1*sigma0-b1*A-b2*sigma0^2-b2*A^2-b2*2*sigma0*A-B
facteur1LP<--1-b1*a1-2*b2*sigma0*a1-2*b2*a1*A
facteur2LP<--b1*a2-b2*a1^2+2*b2*sigma0*a2+2*b2*a2*A
facteur3LP<--2*b2*a1*a2
facteur4LP<--b2*a2^2

#definition des facteurs (LW)

facteur0LW<--sigma0-a1*gamma0-a1*B-a2*gamma0^2-a2*B^2-a2*2*gamma0*B-A
facteur1LW<--1-a1*b1-2*a2*gamma0*b1-2*a2*b1*B
facteur2LW<--a1*b2-a2*b1^2+2*a2*gamma0*b2+2*a2*b2*B
facteur3LW<--2*a2*b1*b2
facteur4LW<--a2*b2^2

array_LP_COMP_moins10pc<-array(0,c(nmolecule,ncountry))
array_LW_COMP_moins10pc<-array(0,c(nmolecule,ncountry))

for(i in 1:nmolecule){
        for(j in 1:ncountry){
                LP<-
solve(polynomial(c(facteur0LP[i,j],facteur1LP[i,j],facteur2LP[i,j],facteur3LP,facte
ur4LP)))
                LW<-
solve(polynomial(c(facteur0LW[i,j],facteur1LW[i,j],facteur2LW[i,j],facteur3LW,facte
ur4LW)))
                for(k in 1:4){
```

141

```
                    if(Im(LP[k])==0 && Re(LP[k])>0) {
                        for(m in 1:4){
                            if(Im(LW[m])==0 && Re(LW[m])>0 ){
                                array_LP_COMP_moins10pc[i,j]<-Re(LP[k])
                                array_LW_COMP_moins10pc[i,j]<-Re(LW[m])
                                }
                            }
                        }
                    }
                }
            }

for(i in 1:nmolecule){
    for(j in 1:ncountry){
        if(array_LP_COMP_moins10pc[i,j]>0){
            array_LP_COMP_moins10pc[i,j]<-exp(array_LP_COMP_moins10pc[i,j])
        }
    }
}

result_LP_COMP_moins10pc<-array(0,c(nmolecule,ncountry))
for(i in 1:nmolecule){
    for(j in 1:ncountry){
        if(array_LP_COMP_moins10pc[i,j] !=0 && array_LW[i,j] != 0 ){
            result_LP_COMP_moins10pc[i,j]<-((array_LP_COMP_moins10pc[i,j]-
array_LP[i,j])/array_LP[i,j])*100
            }
    }
}

#Calcul d une variation de la variable COMP de +10%
    COMP<-COMP/0.9*1.1

A<-array(0,c(nmolecule,ncountry))
for(i in 1:nmolecule){
    for(j in 1:ncountry){
        A[i,j]<-
effectREGPRICECONTROL_LW*REGPRICECONTROL[j]+effectREGPROFIT_LW*REGPROFIT[j]+effectR
EGCROSS_LW*REGCROSS[j]+effectREGREF_LW*REGREF[j]+effectREGPHARMACO_LW*REGPHARMACO[j
]+effectREGPATENT_LW*REGPATENT[j]+effectPOP_LW*log(POP[j])+effectHEALTHEXP_LW*log(H
EALTHEXP[j])+effectUAL_LW*UAL[j]+effectMAS_LW*MAS[j]+effectIDV_LW*IDV[j]+effectPDI_
LW*PDI[j]+effectCOMP_LW*COMP[i,j]+effectHOME_LW*HOME[i,j]+effectSUMMER_LW*SUMMER[i,
j]+effectEMEA_LW*EMEA[j]+sum(effectATC*ATC[i,])
        }
}

B<-array(0,c(nmolecule,ncountry))
for(i in 1:nmolecule){
    for(j in 1:ncountry){
        B[i,j]<-
effectREGPRICECONTROL_LP*REGPRICECONTROL[j]+effectREGPROFIT_LP*REGPROFIT[j]+effectR
EGCROSS_LP*REGCROSS[j]+effectREGREF_LP*REGREF[j]+effectREGPHARMACO_LP*REGPHARMACO[j
]+effectREGPATENT_LP*REGPATENT[j]+effectPOP_LP*log(POP[j])+effectHEALTHEXP_LP*log(H
EALTHEXP[j])+effectUAL_LP*UAL[j]+effectMAS_LP*MAS[j]+effectIDV_LP*IDV[j]+effectPDI_
LP*PDI[j]+effectCOMP_LP*COMP[i,j]+effectHOME_LP*HOME[i,j]+effectDDD_LP*DDD[i]+effec
tINFL_LP*INFL[j]+sum(effectATC*ATC[i,])
        }
}

#definition des facteurs (LP)
```

```
facteur0LP<--gamma0-b1*sigma0-b1*A-b2*sigma0^2-b2*A^2-b2*2*sigma0*A-B
facteur1LP<-1-b1*a1-2*b2*sigma0*a1-2*b2*a1*A
facteur2LP<--b1*a2-b2*a1^2+2*b2*sigma0*a2+2*b2*a2*A
facteur3LP<--2*b2*a1*a2
facteur4LP<--b2*a2^2

#definition des facteurs (LW)

facteur0LW<--sigma0-a1*gamma0-a1*B-a2*gamma0^2-a2*B^2-a2*2*gamma0*B-A
facteur1LW<-1-a1*b1-2*a2*gamma0*b1-2*a2*b1*B
facteur2LW<--a1*b2-a2*b1^2+2*a2*gamma0*b2+2*a2*b2*B
facteur3LW<--2*a2*b1*b2
facteur4LW<--a2*b2^2

array_LP_COMP_plus10pc<-array(0,c(nmolecule,ncountry))
array_LW_COMP_plus10pc<-array(0,c(nmolecule,ncountry))

for(i in 1:nmolecule){
        for(j in 1:ncountry){
                LP<-
solve(polynomial(c(facteur0LP[i,j],facteur1LP[i,j],facteur2LP[i,j],facteur3LP,facte
ur4LP)))
                LW<-
solve(polynomial(c(facteur0LW[i,j],facteur1LW[i,j],facteur2LW[i,j],facteur3LW,facte
ur4LW)))
                for(k in 1:4){
                        if(Im(LP[k])==0 && Re(LP[k])>0) {
                                for(m in 1:4){
                                        if(Im(LW[m])==0 && Re(LW[m])>0 ){
                                                array_LP_COMP_plus10pc[i,j]<-Re(LP[k])
                                                array_LW_COMP_plus10pc[i,j]<-Re(LW[m])
                                                }
                                        }
                                }
                        }
                }
        }

for(i in 1:nmolecule){
        for(j in 1:ncountry){
                if(array_LP_COMP_plus10pc[i,j]>0){
                        array_LP_COMP_plus10pc[i,j]<-exp(array_LP_COMP_plus10pc[i,j])
                }
        }
}

result_LP_COMP_plus10pc<-array(0,c(nmolecule,ncountry))
for(i in 1:nmolecule){
        for(j in 1:ncountry){
                if(array_LP_COMP_plus10pc[i,j] !=0 && array_LW[i,j] != 0 ){
result_LP_COMP_plus10pc[i,j]<-((array_LP_COMP_plus10pc[i,j]-
array_LP[i,j])/array_LP[i,j])*100
                }
        }
}

#COMP + 20%
COMP<-COMP/1.1*1.2
```

```
A<-array(0,c(nmolecule,ncountry))
for(i in 1:nmolecule){
        for(j in 1:ncountry){
                A[i,j]<-
effectREGPRICECONTROL_LW*REGPRICECONTROL[j]+effectREGPROFIT_LW*REGPROFIT[j]+effectR
EGCROSS_LW*REGCROSS[j]+effectREGREF_LW*REGREF[j]+effectREGPHARMACO_LW*REGPHARMACO[j
]+effectREGPATENT_LW*REGPATENT[j]+effectPOP_LW*log(POP[j])+effectHEALTHEXP_LW*log(H
EALTHEXP[j])+effectUAL_LW*UAL[j]+effectMAS_LW*MAS[j]+effectIDV_LW*IDV[j]+effectPDI_
LW*PDI[j]+effectCOMP_LW*COMP[i,j]+effectHOME_LW*HOME[i,j]+effectSUMMER_LW*SUMMER[i,
j]+effectEMEA_LW*EMEA[j]+sum(effectATC*ATC[i,])
        }
}

B<-array(0,c(nmolecule,ncountry))
for(i in 1:nmolecule){
        for(j in 1:ncountry){
                B[i,j]<-
effectREGPRICECONTROL_LP*REGPRICECONTROL[j]+effectREGPROFIT_LP*REGPROFIT[j]+effectR
EGCROSS_LP*REGCROSS[j]+effectREGREF_LP*REGREF[j]+effectREGPHARMACO_LP*REGPHARMACO[j
]+effectREGPATENT_LP*REGPATENT[j]+effectPOP_LP*log(POP[j])+effectHEALTHEXP_LP*log(H
EALTHEXP[j])+effectUAL_LP*UAL[j]+effectMAS_LP*MAS[j]+effectIDV_LP*IDV[j]+effectPDI_
LP*PDI[j]+effectCOMP_LP*COMP[i,j]+effectHOME_LP*HOME[i,j]+effectDDD_LP*DDD[i]+effec
tINFL_LP*INFL[j]+sum(effectATC*ATC[i,])
        }
}

#definition des facteurs (LP)

facteur0LP<--gamma0-b1*sigma0-b1*A-b2*sigma0^2-b2*A^2-b2*2*sigma0*A-B
facteur1LP<-1-b1*a1-2*b2*sigma0*a1-2*b2*a1*A
facteur2LP<--b1*a2-b2*a1^2+2*b2*sigma0*a2+2*b2*a2*A
facteur3LP<--2*b2*a1*a2
facteur4LP<--b2*a2^2

#definition des facteurs (LW)

facteur0LW<--sigma0-a1*gamma0-a1*B-a2*gamma0^2-a2*B^2-a2*2*gamma0*B-A
facteur1LW<-1-a1*b1-2*a2*gamma0*b1-2*a2*b1*B
facteur2LW<--a1*b2-a2*b1^2+2*a2*gamma0*b2+2*a2*b2*B
facteur3LW<--2*a2*b1*b2
facteur4LW<--a2*b2^2

array_LP_COMP_plus20pc<-array(0,c(nmolecule,ncountry))
array_LW_COMP_plus20pc<-array(0,c(nmolecule,ncountry))

for(i in 1:nmolecule){
        for(j in 1:ncountry){
                LP<-
solve(polynomial(c(facteur0LP[i,j],facteur1LP[i,j],facteur2LP[i,j],facteur3LP,facte
ur4LP)))
                LW<-
solve(polynomial(c(facteur0LW[i,j],facteur1LW[i,j],facteur2LW[i,j],facteur3LW,facte
ur4LW)))
                for(k in 1:4){
                        if(Im(LP[k])==0 && Re(LP[k])>0) {
                                for(m in 1:4){
                                        if(Im(LW[m])==0 && Re(LW[m])>0 ){
                                                array_LP_COMP_plus20pc[i,j]<-Re(LP[k])
                                                array_LW_COMP_plus20pc[i,j]<-Re(LW[m])
```

```
                                          }
                                  }
                          }
                  }
          }
}

for(i in 1:nmolecule){
        for(j in 1:ncountry){
                if(array_LP_COMP_plus20pc[i,j]>0){
                        array_LP_COMP_plus20pc[i,j]<-exp(array_LP_COMP_plus20pc[i,j])
                }
        }
}

result_LP_COMP_plus20pc<-array(0,c(nmolecule,ncountry))
for(i in 1:nmolecule){
        for(j in 1:ncountry){
                if(array_LP_COMP_plus20pc[i,j] !=0 && array_LW[i,j] != 0 ){
result_LP_COMP_plus20pc[i,j]<-((array_LP_COMP_plus20pc[i,j]-
array_LP[i,j])/array_LP[i,j])*100
                }
        }
}


COMP<-COMP/1.2

#----------------
#Variable REGPROFIT
#----------------

#REGPROFIT 0 VERS 1

REGPROFIToriginal<-REGPROFIT
REGPROFIT<-array(1,c(nmolecule,ncountry))

A<-array(0,c(nmolecule,ncountry))
for(i in 1:nmolecule){
        for(j in 1:ncountry){
                A[i,j]<-
effectREGPRICECONTROL_LW*REGPRICECONTROL[j]+effectREGPROFIT_LW*REGPROFIT[j]+effectR
EGCROSS_LW*REGCROSS[j]+effectREGREF_LW*REGREF[j]+effectREGPHARMACO_LW*REGPHARMACO[j
]+effectREGPATENT_LW*REGPATENT[j]+effectPOP_LW*log(POP[j])+effectHEALTHEXP_LW*log(H
EALTHEXP[j])+effectUAL_LW*UAL[j]+effectMAS_LW*MAS[j]+effectIDV_LW*IDV[j]+effectPDI_
LW*PDI[j]+effectCOMP_LW*COMP[i,j]+effectHOME_LW*HOME[i,j]+effectSUMMER_LW*SUMMER[i,
j]+effectEMEA_LW*EMEA[j]+sum(effectATC*ATC[i,])
        }
}

B<-array(0,c(nmolecule,ncountry))
for(i in 1:nmolecule){
        for(j in 1:ncountry){
                B[i,j]<-
effectREGPRICECONTROL_LP*REGPRICECONTROL[j]+effectREGPROFIT_LP*REGPROFIT[j]+effectR
EGCROSS_LP*REGCROSS[j]+effectREGREF_LP*REGREF[j]+effectREGPHARMACO_LP*REGPHARMACO[j
]+effectREGPATENT_LP*REGPATENT[j]+effectPOP_LP*log(POP[j])+effectHEALTHEXP_LP*log(H
EALTHEXP[j])+effectUAL_LP*UAL[j]+effectMAS_LP*MAS[j]+effectIDV_LP*IDV[j]+effectPDI_
LP*PDI[j]+effectCOMP_LP*COMP[i,j]+effectHOME_LP*HOME[i,j]+effectDDD_LP*DDD[i]+effec
tINFL_LP*INFL[j]+sum(effectATC*ATC[i,])
        }
```

```
}

#definition des facteurs (LP)

facteur0LP<--gamma0-b1*sigma0-b1*A-b2*sigma0^2-b2*A^2-b2*2*sigma0*A-B
facteur1LP<--1-b1*a1-2*b2*sigma0*a1-2*b2*a1*A
facteur2LP<--b1*a2-b2*a1^2+2*b2*sigma0*a2+2*b2*a2*A
facteur3LP<--2*b2*a1*a2
facteur4LP<--b2*a2^2

#definition des facteurs (LW)
facteur0LW<--sigma0-a1*gamma0-a1*B-a2*gamma0^2-a2*B^2-a2*2*gamma0*B-A
facteur1LW<--1-a1*b1-2*a2*gamma0*b1-2*a2*b1*B
facteur2LW<--a1*b2-a2*b1^2+2*a2*gamma0*b2+2*a2*b2*B
facteur3LW<--2*a2*b1*b2
facteur4LW<--a2*b2^2

array_LP_REGPROFIT_0vers1<-array(0,c(nmolecule,ncountry))
array_LW_REGPROFIT_0vers1<-array(0,c(nmolecule,ncountry))

        for(j in 1:ncountry){
                if(REGPROFIToriginal[j]==0){
                        LP<-
solve(polynomial(c(facteur0LP[i,j],facteur1LP[i,j],facteur2LP[i,j],facteur3LP,facte
ur4LP)))
                        LW<-
solve(polynomial(c(facteur0LW[i,j],facteur1LW[i,j],facteur2LW[i,j],facteur3LW,facte
ur4LW)))

                        for(k in 1:4){
                                if(Im(LP[k])==0 && Re(LP[k])>0) {
                                        for(m in 1:4){
                                                if(Im(LW[m])==0 && Re(LW[m])>0 ){
                                                        array_LP_REGPROFIT_0vers1[i,j]<-
Re(LP[k])
                                                        array_LW_REGPROFIT_0vers1[i,j]<-
Re(LW[m])
                                                }
                                        }
                                }
                        }
                }
        }

result_LW_REGPROFIT_0vers1<-array(0,c(nmolecule,ncountry))
for(i in 1:nmolecule){
        for(j in 1:ncountry){
                if(array_LW_REGPROFIT_0vers1[i,j] !=0 && array_LW[i,j] != 0 ){
                        result_LW_REGPROFIT_0vers1[i,j]<-
((array_LW_REGPROFIT_0vers1[i,j]-array_LW[i,j])/array_LW[i,j])*100
                }
        }
}

REGPROFIT<-REGPROFIToriginal

#REGPROFIT 1 VERS 0
#--------------

REGPROFIT<-array(0,c(nmolecule,ncountry))
```

```
A<-array(0,c(nmolecule,ncountry))
for(i in 1:nmolecule){
        for(j in 1:ncountry){
                A[i,j]<-
effectREGPRICECONTROL_LW*REGPRICECONTROL[j]+effectREGPROFIT_LW*REGPROFIT[j]+effectR
EGCROSS_LW*REGCROSS[j]+effectREGREF_LW*REGREF[j]+effectREGPHARMACO_LW*REGPHARMACO[j
]+effectREGPATENT_LW*REGPATENT[j]+effectPOP_LW*log(POP[j])+effectHEALTHEXP_LW*log(H
EALTHEXP[j])+effectUAL_LW*UAL[j]+effectMAS_LW*MAS[j]+effectIDV_LW*IDV[j]+effectPDI_
LW*PDI[j]+effectCOMP_LW*COMP[i,j]+effectHOME_LW*HOME[i,j]+effectSUMMER_LW*SUMMER[i,
j]+effectEMEA_LW*EMEA[j]+sum(effectATC*ATC[i,])
        }
}


B<-array(0,c(nmolecule,ncountry))
for(i in 1:nmolecule){
        for(j in 1:ncountry){
                B[i,j]<-
effectREGPRICECONTROL_LP*REGPRICECONTROL[j]+effectREGPROFIT_LP*REGPROFIT[j]+effectR
EGCROSS_LP*REGCROSS[j]+effectREGREF_LP*REGREF[j]+effectREGPHARMACO_LP*REGPHARMACO[j
]+effectREGPATENT_LP*REGPATENT[j]+effectPOP_LP*log(POP[j])+effectHEALTHEXP_LP*log(H
EALTHEXP[j])+effectUAL_LP*UAL[j]+effectMAS_LP*MAS[j]+effectIDV_LP*IDV[j]+effectPDI_
LP*PDI[j]+effectCOMP_LP*COMP[i,j]+effectHOME_LP*HOME[i,j]+effectDDD_LP*DDD[i]+effec
tINFL_LP*INFL[j]+sum(effectATC*ATC[i,])
        }
}


#definition des facteurs (LP)

facteur0LP<--gamma0-b1*sigma0-b1*A-b2*sigma0^2-b2*A^2-b2*2*sigma0*A-B
facteur1LP<-1-b1*a1-2*b2*sigma0*a1-2*b2*a1*A
facteur2LP<--b1*a2-b2*a1^2+2*b2*sigma0*a2+2*b2*a2*A
facteur3LP<--2*b2*a1*a2
facteur4LP<--b2*a2^2

#definition des facteurs (LW)
facteur0LW<--sigma0-a1*gamma0-a1*B-a2*gamma0^2-a2*B^2-a2*2*gamma0*B-A
facteur1LW<-1-a1*b1-2*a2*gamma0*b1-2*a2*b1*B
facteur2LW<--a1*b2-a2*b1^2+2*a2*gamma0*b2+2*a2*b2*B
facteur3LW<--2*a2*b1*b2
facteur4LW<--a2*b2^2

array_LP_REGPROFIT_1vers0<-array(0,c(nmolecule,ncountry))
array_LW_REGPROFIT_1vers0<-array(0,c(nmolecule,ncountry))

        for(j in 1:ncountry){
                if(REGPROFIToriginal[j]==1){
                        LP<-
solve(polynomial(c(facteur0LP[i,j],facteur1LP[i,j],facteur2LP[i,j],facteur3LP,facte
ur4LP)))
                        LW<-
solve(polynomial(c(facteur0LW[i,j],facteur1LW[i,j],facteur2LW[i,j],facteur3LW,facte
ur4LW)))
                        for(k in 1:4){
                                if(Im(LP[k])==0 && Re(LP[k])>0) {
                                        for(m in 1:4){
                                                if(Im(LW[m])==0 && Re(LW[m])>0 ){
```

```
                                              array_LP_REGPROFIT_1vers0[i,j]<-
                                         Re(LP[k])
                                              array_LW_REGPROFIT_1vers0[i,j]<-
                                         Re(LW[m])
                                              }
                                    }
                               }
                          }
                     }
               }

result_LW_REGPROFIT_1vers0<-array(0,c(nmolecule,ncountry))
for(i in 1:nmolecule){
     for(j in 1:ncountry){
          if(array_LW_REGPROFIT_1vers0[i,j] !=0 && array_LW[i,j] != 0 ){
               result_LW_REGPROFIT_1vers0[i,j]<-
((array_LW_REGPROFIT_1vers0[i,j]-array_LW[i,j])/array_LW[i,j])*100
          }
     }
}


REGPROFIT<-REGPROFIToriginal

#---------------------
#Variable POP
#---------------------

#Calcul d une variation de la variable POP de -20%
     POP<-POP*0.8

A<-array(0,c(nmolecule,ncountry))
for(i in 1:nmolecule){
     for(j in 1:ncountry){
          A[i,j]<-
effectREGPRICECONTROL_LW*REGPRICECONTROL[j]+effectREGPROFIT_LW*REGPROFIT[j]+effectR
EGCROSS_LW*REGCROSS[j]+effectREGREF_LW*REGREF[j]+effectREGPHARMACO_LW*REGPHARMACO[j
]+effectREGPATENT_LW*REGPATENT[j]+effectPOP_LW*log(POP[j])+effectHEALTHEXP_LW*log(H
EALTHEXP[j])+effectUAL_LW*UAL[j]+effectMAS_LW*MAS[j]+effectIDV_LW*IDV[j]+effectPDI_
LW*PDI[j]+effectCOMP_LW*COMP[i,j]+effectHOME_LW*HOME[i,j]+effectSUMMER_LW*SUMMER[i,
j]+effectEMEA_LW*EMEA[j]+sum(effectATC*ATC[i,])
     }
}

B<-array(0,c(nmolecule,ncountry))
for(i in 1:nmolecule){
     for(j in 1:ncountry){
          B[i,j]<-
effectREGPRICECONTROL_LP*REGPRICECONTROL[j]+effectREGPROFIT_LP*REGPROFIT[j]+effectR
EGCROSS_LP*REGCROSS[j]+effectREGREF_LP*REGREF[j]+effectREGPHARMACO_LP*REGPHARMACO[j
]+effectREGPATENT_LP*REGPATENT[j]+effectPOP_LP*log(POP[j])+effectHEALTHEXP_LP*log(H
EALTHEXP[j])+effectUAL_LP*UAL[j]+effectMAS_LP*MAS[j]+effectIDV_LP*IDV[j]+effectPDI_
LP*PDI[j]+effectCOMP_LP*COMP[i,j]+effectHOME_LP*HOME[i,j]+effectDDD_LP*DDD[i]+effec
tINFL_LP*INFL[j]+sum(effectATC*ATC[i,])
     }
}

#definition des facteurs (LP)
```

```
facteur0LP<--gamma0-b1*sigma0-b1*A-b2*sigma0^2-b2*A^2-b2*2*sigma0*A-B
facteur1LP<-1-b1*a1-2*b2*sigma0*a1-2*b2*a1*A
facteur2LP<--b1*a2-b2*a1^2+2*b2*sigma0*a2+2*b2*a2*A
facteur3LP<--2*b2*a1*a2
facteur4LP<--b2*a2^2

#definition des facteurs (LW)

facteur0LW<--sigma0-a1*gamma0-a1*B-a2*gamma0^2-a2*B^2-a2*2*gamma0*B-A
facteur1LW<-1-a1*b1-2*a2*gamma0*b1-2*a2*b1*B
facteur2LW<--a1*b2-a2*b1^2+2*a2*gamma0*b2+2*a2*b2*B
facteur3LW<--2*a2*b1*b2
facteur4LW<--a2*b2^2

array_LP_POP_moins20pc<-array(0,c(nmolecule,ncountry))
array_LW_POP_moins20pc<-array(0,c(nmolecule,ncountry))

for(i in 1:nmolecule){
        for(j in 1:ncountry){
                LP<-
solve(polynomial(c(facteur0LP[i,j],facteur1LP[i,j],facteur2LP[i,j],facteur3LP,facte
ur4LP)))
                LW<-
solve(polynomial(c(facteur0LW[i,j],facteur1LW[i,j],facteur2LW[i,j],facteur3LW,facte
ur4LW)))
                for(k in 1:4){
                        if(Im(LP[k])==0 && Re(LP[k])>0) {
                                for(m in 1:4){
                                        if(Im(LW[m])==0 && Re(LW[m])>0 ){
                                                array_LP_POP_moins20pc[i,j]<-Re(LP[k])
                                                array_LW_POP_moins20pc[i,j]<-Re(LW[m])
                                                }
                                        }
                                }
                        }
                }
        }

for(i in 1:nmolecule){
        for(j in 1:ncountry){
                if(array_LP_POP_moins20pc[i,j]>0){
                        array_LP_POP_moins20pc[i,j]<-exp(array_LP_POP_moins20pc[i,j])
                }
        }
}

result_LW_POP_moins20pc<-array(0,c(nmolecule,ncountry))
for(i in 1:nmolecule){
        for(j in 1:ncountry){
                if(array_LW_POP_moins20pc[i,j] !=0 && array_LW[i,j] != 0 ){
                        result_LW_POP_moins20pc[i,j]<-((array_LW_POP_moins20pc[i,j]-
array_LW[i,j])/array_LW[i,j])*100
                }
        }
}

result_LP_POP_moins20pc<-array(0,c(nmolecule,ncountry))
for(i in 1:nmolecule){
        for(j in 1:ncountry){
                if(array_LP_POP_moins20pc[i,j] !=0 && array_LP[i,j] != 0 ){
```

```
                    result_LP_POP_moins20pc[i,j]<-((array_LP_POP_moins20pc[i,j]-
array_LP[i,j])/array_LP[i,j])*100
            }
        }
}


#Calcul d une variation de la variable POP de -10%
    POP<-POP/0.8*0.9

A<-array(0,c(nmolecule,ncountry))
for(i in 1:nmolecule){
        for(j in 1:ncountry){
                A[i,j]<-
effectREGPRICECONTROL_LW*REGPRICECONTROL[j]+effectREGPROFIT_LW*REGPROFIT[j]+effectR
EGCROSS_LW*REGCROSS[j]+effectREGREF_LW*REGREF[j]+effectREGPHARMACO_LW*REGPHARMACO[j
]+effectREGPATENT_LW*REGPATENT[j]+effectPOP_LW*log(POP[j])+effectHEALTHEXP_LW*log(H
EALTHEXP[j])+effectUAL_LW*UAL[j]+effectMAS_LW*MAS[j]+effectIDV_LW*IDV[j]+effectPDI_
LW*PDI[j]+effectCOMP_LW*COMP[i,j]+effectHOME_LW*HOME[i,j]+effectSUMMER_LW*SUMMER[i,
j]+effectEMEA_LW*EMEA[j]+sum(effectATC*ATC[i,])
        }
}

B<-array(0,c(nmolecule,ncountry))
for(i in 1:nmolecule){
        for(j in 1:ncountry){
                B[i,j]<-
effectREGPRICECONTROL_LP*REGPRICECONTROL[j]+effectREGPROFIT_LP*REGPROFIT[j]+effectR
EGCROSS_LP*REGCROSS[j]+effectREGREF_LP*REGREF[j]+effectREGPHARMACO_LP*REGPHARMACO[j
]+effectREGPATENT_LP*REGPATENT[j]+effectPOP_LP*log(POP[j])+effectHEALTHEXP_LP*log(H
EALTHEXP[j])+effectUAL_LP*UAL[j]+effectMAS_LP*MAS[j]+effectIDV_LP*IDV[j]+effectPDI_
LP*PDI[j]+effectCOMP_LP*COMP[i,j]+effectHOME_LP*HOME[i,j]+effectDDD_LP*DDD[i]+effec
tINFL_LP*INFL[j]+sum(effectATC*ATC[i,])
        }
}


#definition des facteurs (LP)

facteur0LP<--gamma0-b1*sigma0-b1*A-b2*sigma0^2-b2*A^2-b2*2*sigma0*A-B
facteur1LP<--1-b1*a1-2*b2*sigma0*a1-2*b2*a1*A
facteur2LP<--b1*a2-b2*a1^2+2*b2*sigma0*a2+2*b2*a2*A
facteur3LP<--2*b2*a1*a2
facteur4LP<--b2*a2^2

#definition des facteurs (LW)

facteur0LW<--sigma0-a1*gamma0-a1*B-a2*gamma0^2-a2*B^2-a2*2*gamma0*B-A
facteur1LW<--1-a1*b1-2*a2*gamma0*b1-2*a2*b1*B
facteur2LW<--a1*b2-a2*b1^2+2*a2*gamma0*b2+2*a2*b2*B
facteur3LW<--2*a2*b1*b2
facteur4LW<--a2*b2^2

array_LP_POP_moins10pc<-array(0,c(nmolecule,ncountry))
array_LW_POP_moins10pc<-array(0,c(nmolecule,ncountry))

for(i in 1:nmolecule){
        for(j in 1:ncountry){
                LP<-
solve(polynomial(c(facteur0LP[i,j],facteur1LP[i,j],facteur2LP[i,j],facteur3LP,facte
ur4LP)))
```

```
            LW<-
solve(polynomial(c(facteur0LW[i,j],facteur1LW[i,j],facteur2LW[i,j],facteur3LW,facte
ur4LW)))
            for(k in 1:4){
                    if(Im(LP[k])==0 && Re(LP[k])>0) {
                        for(m in 1:4){
                            if(Im(LW[m])==0 && Re(LW[m])>0 ){
                                array_LP_POP_moins10pc[i,j]<-Re(LP[k])
                                array_LW_POP_moins10pc[i,j]<-Re(LW[m])
                                }
                            }
                        }
                    }
        }

for(i in 1:nmolecule){
        for(j in 1:ncountry){
            if(array_LP_POP_moins10pc[i,j]>0){
                array_LP_POP_moins10pc[i,j]<-exp(array_LP_POP_moins10pc[i,j])
                }
        }
}


result_LW_POP_moins10pc<-array(0,c(nmolecule,ncountry))
for(i in 1:nmolecule){
        for(j in 1:ncountry){
            if(array_LW_POP_moins10pc[i,j] !=0 && array_LW[i,j] != 0 ){
                result_LW_POP_moins10pc[i,j]<-((array_LW_POP_moins10pc[i,j]-
array_LW[i,j])/array_LW[i,j])*100
                }
        }
}

result_LP_POP_moins10pc<-array(0,c(nmolecule,ncountry))
for(i in 1:nmolecule){
        for(j in 1:ncountry){
            if(array_LP_POP_moins10pc[i,j] !=0 && array_LP[i,j] != 0 ){
                result_LP_POP_moins10pc[i,j]<-((array_LP_POP_moins10pc[i,j]-
array_LP[i,j])/array_LP[i,j])*100
                }
        }
}

#Calcul d une variation de la variable POP de +10%
        POP<-POP/0.9*1.1

A<-array(0,c(nmolecule,ncountry))
for(i in 1:nmolecule){
        for(j in 1:ncountry){
            A[i,j]<-
effectREGPRICECONTROL_LW*REGPRICECONTROL[j]+effectREGPROFIT_LW*REGPROFIT[j]+effectR
EGCROSS_LW*REGCROSS[j]+effectREGREF_LW*REGREF[j]+effectREGPHARMACO_LW*REGPHARMACO[j
]+effectREGPATENT_LW*REGPATENT[j]+effectPOP_LW*log(POP[j])+effectHEALTHEXP_LW*log(H
EALTHEXP[j])+effectUAL_LW*UAL[j]+effectMAS_LW*MAS[j]+effectIDV_LW*IDV[j]+effectPDI_
LW*PDI[j]+effectCOMP_LW*COMP[i,j]+effectHOME_LW*HOME[i,j]+effectSUMMER_LW*SUMMER[i,
j]+effectEMEA_LW*EMEA[j]+sum(effectATC*ATC[i,])
            }
}
```

```
B<-array(0,c(nmolecule,ncountry))
for(i in 1:nmolecule){
        for(j in 1:ncountry){
                B[i,j]<-
effectREGPRICECONTROL_LP*REGPRICECONTROL[j]+effectREGPROFIT_LP*REGPROFIT[j]+effectR
EGCROSS_LP*REGCROSS[j]+effectREGREF_LP*REGREF[j]+effectREGPHARMACO_LP*REGPHARMACO[j
]+effectREGPATENT_LP*REGPATENT[j]+effectPOP_LP*log(POP[j])+effectHEALTHEXP_LP*log(H
EALTHEXP[j])+effectUAL_LP*UAL[j]+effectMAS_LP*MAS[j]+effectIDV_LP*IDV[j]+effectPDI_
LP*PDI[j]+effectCOMP_LP*COMP[i,j]+effectHOME_LP*HOME[i,j]+effectDDD_LP*DDD[i]+effec
tINFL_LP*INFL[j]+sum(effectATC*ATC[i,])
        }
}


#definition des facteurs (LP)

facteur0LP<--gamma0-b1*sigma0-b1*A-b2*sigma0^2-b2*A^2-b2*2*sigma0*A-B
facteur1LP<-1-b1*a1-2*b2*sigma0*a1-2*b2*a1*A
facteur2LP<--b1*a2-b2*a1^2+2*b2*sigma0*a2+2*b2*a2*A
facteur3LP<--2*b2*a1*a2
facteur4LP<--b2*a2^2

#definition des facteurs (LW)

facteur0LW<--sigma0-a1*gamma0-a1*B-a2*gamma0^2-a2*B^2-a2*2*gamma0*B-A
facteur1LW<-1-a1*b1-2*a2*gamma0*b1-2*a2*b1*B
facteur2LW<--a1*b2-a2*b1^2+2*a2*gamma0*b2+2*a2*b2*B
facteur3LW<--2*a2*b1*b2
facteur4LW<--a2*b2^2


array_LP_POP_plus10pc<-array(0,c(nmolecule,ncountry))
array_LW_POP_plus10pc<-array(0,c(nmolecule,ncountry))

for(i in 1:nmolecule){
        for(j in 1:ncountry){
                LP<-
solve(polynomial(c(facteur0LP[i,j],facteur1LP[i,j],facteur2LP[i,j],facteur3LP,facte
ur4LP)))
                LW<-
solve(polynomial(c(facteur0LW[i,j],facteur1LW[i,j],facteur2LW[i,j],facteur3LW,facte
ur4LW)))
                for(k in 1:4){
                        if(Im(LP[k])==0 && Re(LP[k])>0) {
                                for(m in 1:4){
                                        if(Im(LW[m])==0 && Re(LW[m])>0 ){
                                                array_LP_POP_plus10pc[i,j]<-Re(LP[k])
                                                array_LW_POP_plus10pc[i,j]<-Re(LW[m])
                                                }
                                        }
                                }
                        }
                }
        }

for(i in 1:nmolecule){
        for(j in 1:ncountry){
                if(array_LP_POP_plus10pc[i,j]>0){
                        array_LP_POP_plus10pc[i,j]<-exp(array_LP_POP_plus10pc[i,j])
                }
```

```
        }
}

result_LW_POP_plus10pc<-array(0,c(nmolecule,ncountry))
for(i in 1:nmolecule){
        for(j in 1:ncountry){
                if(array_LW_POP_plus10pc[i,j] !=0 && array_LW[i,j] != 0 ){
                        result_LW_POP_plus10pc[i,j]<-((array_LW_POP_plus10pc[i,j]-
array_LW[i,j])/array_LW[i,j])*100
                }
        }
}

result_LP_POP_plus10pc<-array(0,c(nmolecule,ncountry))
for(i in 1:nmolecule){
        for(j in 1:ncountry){
                if(array_LP_POP_plus10pc[i,j] !=0 && array_LP[i,j] != 0 ){
                        result_LP_POP_plus10pc[i,j]<-((array_LP_POP_plus10pc[i,j]-
array_LP[i,j])/array_LP[i,j])*100
                }
        }
}


#POP + 20%
POP<-POP/1.1*1.2

A<-array(0,c(nmolecule,ncountry))
for(i in 1:nmolecule){
        for(j in 1:ncountry){
                A[i,j]<-
effectREGPRICECONTROL_LW*REGPRICECONTROL[j]+effectREGPROFIT_LW*REGPROFIT[j]+effectR
EGCROSS_LW*REGCROSS[j]+effectREGREF_LW*REGREF[j]+effectREGPHARMACO_LW*REGPHARMACO[j
]+effectREGPATENT_LW*REGPATENT[j]+effectPOP_LW*log(POP[j])+effectHEALTHEXP_LW*log(H
EALTHEXP[j])+effectUAL_LW*UAL[j]+effectMAS_LW*MAS[j]+effectIDV_LW*IDV[j]+effectPDI_
LW*PDI[j]+effectCOMP_LW*COMP[i,j]+effectHOME_LW*HOME[i,j]+effectSUMMER_LW*SUMMER[i,
j]+effectEMEA_LW*EMEA[j]+sum(effectATC*ATC[i,])
        }
}

B<-array(0,c(nmolecule,ncountry))
for(i in 1:nmolecule){
        for(j in 1:ncountry){
                B[i,j]<-
effectREGPRICECONTROL_LP*REGPRICECONTROL[j]+effectREGPROFIT_LP*REGPROFIT[j]+effectR
EGCROSS_LP*REGCROSS[j]+effectREGREF_LP*REGREF[j]+effectREGPHARMACO_LP*REGPHARMACO[j
]+effectREGPATENT_LP*REGPATENT[j]+effectPOP_LP*log(POP[j])+effectHEALTHEXP_LP*log(H
EALTHEXP[j])+effectUAL_LP*UAL[j]+effectMAS_LP*MAS[j]+effectIDV_LP*IDV[j]+effectPDI_
LP*PDI[j]+effectCOMP_LP*COMP[i,j]+effectHOME_LP*HOME[i,j]+effectDDD_LP*DDD[i]+effec
tINFL_LP*INFL[j]+sum(effectATC*ATC[i,])
        }
}

#definition des facteurs (LP)

facteur0LP<--gamma0-b1*sigma0-b1*A-b2*sigma0^2-b2*A^2-b2*2*sigma0*A-B
facteur1LP<--1-b1*a1-2*b2*sigma0*a1-2*b2*a1*A
facteur2LP<--b1*a2-b2*a1^2+2*b2*sigma0*a2+2*b2*a2*A
facteur3LP<--2*b2*a1*a2
facteur4LP<--b2*a2^2
```

153

```
#definition des facteurs (LW)

facteur0LW<--sigma0-a1*gamma0-a1*B-a2*gamma0^2-a2*B^2-a2*2*gamma0*B-A
facteur1LW<-1-a1*b1-2*a2*gamma0*b1-2*a2*b1*B
facteur2LW<--a1*b2-a2*b1^2+2*a2*gamma0*b2+2*a2*b2*B
facteur3LW<--2*a2*b1*b2
facteur4LW<--a2*b2^2

array_LP_POP_plus20pc<-array(0,c(nmolecule,ncountry))
array_LW_POP_plus20pc<-array(0,c(nmolecule,ncountry))

for(i in 1:nmolecule){
      for(j in 1:ncountry){
            LP<-
solve(polynomial(c(facteur0LP[i,j],facteur1LP[i,j],facteur2LP[i,j],facteur3LP,facte
ur4LP)))
            LW<-
solve(polynomial(c(facteur0LW[i,j],facteur1LW[i,j],facteur2LW[i,j],facteur3LW,facte
ur4LW)))
            for(k in 1:4){
                  if(Im(LP[k])==0 && Re(LP[k])>0) {
                        for(m in 1:4){
                              if(Im(LW[m])==0 && Re(LW[m])>0 ){
                                    array_LP_POP_plus20pc[i,j]<-Re(LP[k])
                                    array_LW_POP_plus20pc[i,j]<-Re(LW[m])
                                    }
                              }
                        }
                  }
            }
      }

for(i in 1:nmolecule){
      for(j in 1:ncountry){
            if(array_LP_POP_plus20pc[i,j]>0){
                  array_LP_POP_plus20pc[i,j]<-exp(array_LP_POP_plus20pc[i,j])
                  }
            }
}


result_LW_POP_plus20pc<-array(0,c(nmolecule,ncountry))
for(i in 1:nmolecule){
      for(j in 1:ncountry){
            if(array_LW_POP_plus20pc[i,j] !=0 && array_LW[i,j] != 0 ){
                  result_LW_POP_plus20pc[i,j]<-((array_LW_POP_plus20pc[i,j]-
array_LW[i,j])/array_LW[i,j])*100
                  }
            }
}

result_LP_POP_plus20pc<-array(0,c(nmolecule,ncountry))
for(i in 1:nmolecule){
      for(j in 1:ncountry){
            if(array_LP_POP_plus20pc[i,j] !=0 && array_LP[i,j] != 0 ){
                  result_LP_POP_plus20pc[i,j]<-((array_LP_POP_plus20pc[i,j]-
array_LP[i,j])/array_LP[i,j])*100
                  }
```

```
        }
}

POP<-POP/1.2

#--------------------
#Variable HEALTHEXP
#--------------------

#Calcul d une variation de la variable HEALTHEXP de -20%
        HEALTHEXP<-HEALTHEXP*0.8

A<-array(0,c(nmolecule,ncountry))
for(i in 1:nmolecule){
        for(j in 1:ncountry){
                A[i,j]<-
effectREGPRICECONTROL_LW*REGPRICECONTROL[j]+effectREGPROFIT_LW*REGPROFIT[j]+effectR
EGCROSS_LW*REGCROSS[j]+effectREGREF_LW*REGREF[j]+effectREGPHARMACO_LW*REGPHARMACO[j
]+effectREGPATENT_LW*REGPATENT[j]+effectPOP_LW*log(POP[j])+effectHEALTHEXP_LW*log(H
EALTHEXP[j])+effectUAL_LW*UAL[j]+effectMAS_LW*MAS[j]+effectIDV_LW*IDV[j]+effectPDI_
LW*PDI[j]+effectCOMP_LW*COMP[i,j]+effectHOME_LW*HOME[i,j]+effectSUMMER_LW*SUMMER[i,
j]+effectEMEA_LW*EMEA[j]+sum(effectATC*ATC[i,])
        }
}

B<-array(0,c(nmolecule,ncountry))
for(i in 1:nmolecule){
        for(j in 1:ncountry){
                B[i,j]<-
effectREGPRICECONTROL_LP*REGPRICECONTROL[j]+effectREGPROFIT_LP*REGPROFIT[j]+effectR
EGCROSS_LP*REGCROSS[j]+effectREGREF_LP*REGREF[j]+effectREGPHARMACO_LP*REGPHARMACO[j
]+effectREGPATENT_LP*REGPATENT[j]+effectPOP_LP*log(POP[j])+effectHEALTHEXP_LP*log(H
EALTHEXP[j])+effectUAL_LP*UAL[j]+effectMAS_LP*MAS[j]+effectIDV_LP*IDV[j]+effectPDI_
LP*PDI[j]+effectCOMP_LP*COMP[i,j]+effectHOME_LP*HOME[i,j]+effectDDD_LP*DDD[i]+effec
tINFL_LP*INFL[j]+sum(effectATC*ATC[i,])
        }
}

#definition des facteurs (LP)

facteur0LP<--gamma0-b1*sigma0-b1*A-b2*sigma0^2-b2*A^2-b2*2*sigma0*A-B
facteur1LP<--1-b1*a1-2*b2*sigma0*a1-2*b2*a1*A
facteur2LP<--b1*a2-b2*a1^2+2*b2*sigma0*a2+2*b2*a2*A
facteur3LP<--2*b2*a1*a2
facteur4LP<--b2*a2^2

#definition des facteurs (LW)

facteur0LW<--sigma0-a1*gamma0-a1*B-a2*gamma0^2-a2*B^2-a2*2*gamma0*B-A
facteur1LW<--1-a1*b1-2*a2*gamma0*b1-2*a2*b1*B
facteur2LW<--a1*b2-a2*b1^2+2*a2*gamma0*b2+2*a2*b2*B
facteur3LW<--2*a2*b1*b2
facteur4LW<--a2*b2^2

array_LP_HEALTHEXP_moins20pc<-array(0,c(nmolecule,ncountry))
array_LW_HEALTHEXP_moins20pc<-array(0,c(nmolecule,ncountry))

for(i in 1:nmolecule){
        for(j in 1:ncountry){
```

155

```
            LP<-
solve(polynomial(c(facteur0LP[i,j],facteur1LP[i,j],facteur2LP[i,j],facteur3LP,facte
ur4LP)))
            LW<-
solve(polynomial(c(facteur0LW[i,j],facteur1LW[i,j],facteur2LW[i,j],facteur3LW,facte
ur4LW)))
            for(k in 1:4){
                if(Im(LP[k])==0 && Re(LP[k])>0) {
                    for(m in 1:4){
                        if(Im(LW[m])==0 && Re(LW[m])>0 ){
                            array_LP_HEALTHEXP_moins20pc[i,j]<-Re(LP[k])
                            array_LW_HEALTHEXP_moins20pc[i,j]<-Re(LW[m])
                        }
                    }
                }
            }
        }


result_LW_HEALTHEXP_moins20pc<-array(0,c(nmolecule,ncountry))
for(i in 1:nmolecule){
    for(j in 1:ncountry){
        if(array_LW_HEALTHEXP_moins20pc[i,j] !=0 && array_LW[i,j] != 0 ){
            result_LW_HEALTHEXP_moins20pc[i,j]<-
((array_LW_HEALTHEXP_moins20pc[i,j]-array_LW[i,j])/array_LW[i,j])*100
        }
    }
}


#Calcul d une variation de la variable HEALTHEXP de -10%
    HEALTHEXP<-HEALTHEXP/0.8*0.9

A<-array(0,c(nmolecule,ncountry))
for(i in 1:nmolecule){
    for(j in 1:ncountry){
        A[i,j]<-
effectREGPRICECONTROL_LW*REGPRICECONTROL[j]+effectREGPROFIT_LW*REGPROFIT[j]+effectR
EGCROSS_LW*REGCROSS[j]+effectREGREF_LW*REGREF[j]+effectREGPHARMACO_LW*REGPHARMACO[j
]+effectREGPATENT_LW*REGPATENT[j]+effectPOP_LW*log(POP[j])+effectHEALTHEXP_LW*log(H
EALTHEXP[j])+effectUAL_LW*UAL[j]+effectMAS_LW*MAS[j]+effectIDV_LW*IDV[j]+effectPDI_
LW*PDI[j]+effectCOMP_LW*COMP[i,j]+effectHOME_LW*HOME[i,j]+effectSUMMER_LW*SUMMER[i,
j]+effectEMEA_LW*EMEA[j]+sum(effectATC*ATC[i,])
    }
}


B<-array(0,c(nmolecule,ncountry))
for(i in 1:nmolecule){
    for(j in 1:ncountry){
        B[i,j]<-
effectREGPRICECONTROL_LP*REGPRICECONTROL[j]+effectREGPROFIT_LP*REGPROFIT[j]+effectR
EGCROSS_LP*REGCROSS[j]+effectREGREF_LP*REGREF[j]+effectREGPHARMACO_LP*REGPHARMACO[j
]+effectREGPATENT_LP*REGPATENT[j]+effectPOP_LP*log(POP[j])+effectHEALTHEXP_LP*log(H
EALTHEXP[j])+effectUAL_LP*UAL[j]+effectMAS_LP*MAS[j]+effectIDV_LP*IDV[j]+effectPDI_
LP*PDI[j]+effectCOMP_LP*COMP[i,j]+effectHOME_LP*HOME[i,j]+effectDDD_LP*DDD[i]+effec
tINFL_LP*INFL[j]+sum(effectATC*ATC[i,])
    }
}

#definition des facteurs (LP)
```

```
facteur0LP<--gamma0-b1*sigma0-b1*A-b2*sigma0^2-b2*A^2-b2*2*sigma0*A-B
facteur1LP<-1-b1*a1-2*b2*sigma0*a1-2*b2*a1*A
facteur2LP<--b1*a2-b2*a1^2+2*b2*sigma0*a2+2*b2*a2*A
facteur3LP<--2*b2*a1*a2
facteur4LP<--b2*a2^2

#definition des facteurs (LW)

facteur0LW<--sigma0-a1*gamma0-a1*B-a2*gamma0^2-a2*B^2-a2*2*gamma0*B-A
facteur1LW<-1-a1*b1-2*a2*gamma0*b1-2*a2*b1*B
facteur2LW<--a1*b2-a2*b1^2+2*a2*gamma0*b2+2*a2*b2*B
facteur3LW<--2*a2*b1*b2
facteur4LW<--a2*b2^2

array_LP_HEALTHEXP_moins10pc<-array(0,c(nmolecule,ncountry))
array_LW_HEALTHEXP_moins10pc<-array(0,c(nmolecule,ncountry))

for(i in 1:nmolecule){
        for(j in 1:ncountry){
                LP<-
solve(polynomial(c(facteur0LP[i,j],facteur1LP[i,j],facteur2LP[i,j],facteur3LP,facte
ur4LP)))
                LW<-
solve(polynomial(c(facteur0LW[i,j],facteur1LW[i,j],facteur2LW[i,j],facteur3LW,facte
ur4LW)))
                for(k in 1:4){
                        if(Im(LP[k])==0 && Re(LP[k])>0) {
                                for(m in 1:4){
                                        if(Im(LW[m])==0 && Re(LW[m])>0 ){
                                                array_LP_HEALTHEXP_moins10pc[i,j]<-Re(LP[k])
                                                array_LW_HEALTHEXP_moins10pc[i,j]<-Re(LW[m])
                                                }
                                        }
                                }
                        }
                }
        }


result_LW_HEALTHEXP_moins10pc<-array(0,c(nmolecule,ncountry))
for(i in 1:nmolecule){
        for(j in 1:ncountry){
                if(array_LW_HEALTHEXP_moins10pc[i,j] !=0 && array_LW[i,j] != 0 ){
                        result_LW_HEALTHEXP_moins10pc[i,j]<-
((array_LW_HEALTHEXP_moins10pc[i,j]-array_LW[i,j])/array_LW[i,j])*100
                }
        }
}

#Calcul d une variation de la variable HEALTHEXP de +10%
        HEALTHEXP<-HEALTHEXP/0.9*1.1

A<-array(0,c(nmolecule,ncountry))
for(i in 1:nmolecule){
        for(j in 1:ncountry){
                A[i,j]<-
effectREGPRICECONTROL_LW*REGPRICECONTROL[j]+effectREGPROFIT_LW*REGPROFIT[j]+effectR
EGCROSS_LW*REGCROSS[j]+effectREGREF_LW*REGREF[j]+effectREGPHARMACO_LW*REGPHARMACO[j
]+effectREGPATENT_LW*REGPATENT[j]+effectPOP_LW*log(POP[j])+effectHEALTHEXP_LW*log(H
```

```
EALTHEXP[j])+effectUAL_LW*UAL[j]+effectMAS_LW*MAS[j]+effectIDV_LW*IDV[j]+effectPDI_
LW*PDI[j]+effectCOMP_LW*COMP[i,j]+effectHOME_LW*HOME[i,j]+effectSUMMER_LW*SUMMER[i,
j]+effectEMEA_LW*EMEA[j]+sum(effectATC*ATC[i,])
        }
}

B<-array(0,c(nmolecule,ncountry))
for(i in 1:nmolecule){
        for(j in 1:ncountry){
                B[i,j]<-
effectREGPRICECONTROL_LP*REGPRICECONTROL[j]+effectREGPROFIT_LP*REGPROFIT[j]+effectR
EGCROSS_LP*REGCROSS[j]+effectREGREF_LP*REGREF[j]+effectREGPHARMACO_LP*REGPHARMACO[j
]+effectREGPATENT_LP*REGPATENT[j]+effectPOP_LP*log(POP[j])+effectHEALTHEXP_LP*log(H
EALTHEXP[j])+effectUAL_LP*UAL[j]+effectMAS_LP*MAS[j]+effectIDV_LP*IDV[j]+effectPDI_
LP*PDI[j]+effectCOMP_LP*COMP[i,j]+effectHOME_LP*HOME[i,j]+effectDDD_LP*DDD[i]+effec
tINFL_LP*INFL[j]+sum(effectATC*ATC[i,])
        }
}

#definition des facteurs (LP)

facteur0LP<--gamma0-b1*sigma0-b1*A-b2*sigma0^2-b2*A^2-b2*2*sigma0*A-B
facteur1LP<-1-b1*a1-2*b2*sigma0*a1-2*b2*a1*A
facteur2LP<--b1*a2-b2*a1^2+2*b2*sigma0*a2+2*b2*a2*A
facteur3LP<--2*b2*a1*a2
facteur4LP<--b2*a2^2

#definition des facteurs (LW)

facteur0LW<--sigma0-a1*gamma0-a1*B-a2*gamma0^2-a2*B^2-a2*2*gamma0*B-A
facteur1LW<-1-a1*b1-2*a2*gamma0*b1-2*a2*b1*B
facteur2LW<--a1*b2-a2*b1^2+2*a2*gamma0*b2+2*a2*b2*B
facteur3LW<--2*a2*b1*b2
facteur4LW<--a2*b2^2

array_LP_HEALTHEXP_plus10pc<-array(0,c(nmolecule,ncountry))
array_LW_HEALTHEXP_plus10pc<-array(0,c(nmolecule,ncountry))

for(i in 1:nmolecule){
        for(j in 1:ncountry){
                LP<-
solve(polynomial(c(facteur0LP[i,j],facteur1LP[i,j],facteur2LP[i,j],facteur3LP,facte
ur4LP)))
                LW<-
solve(polynomial(c(facteur0LW[i,j],facteur1LW[i,j],facteur2LW[i,j],facteur3LW,facte
ur4LW)))

                for(k in 1:4){
                        if(Im(LP[k])==0 && Re(LP[k])>0) {
                                for(m in 1:4){
                                        if(Im(LW[m])==0 && Re(LW[m])>0 ){
                                                array_LP_HEALTHEXP_plus10pc[i,j]<-Re(LP[k])
                                                array_LW_HEALTHEXP_plus10pc[i,j]<-Re(LW[m])
                                                }
                                        }
                                }
                        }
                }
        }
```

```
result_LW_HEALTHEXP_plus10pc<-array(0,c(nmolecule,ncountry))
for(i in 1:nmolecule){
        for(j in 1:ncountry){
                if(array_LW_HEALTHEXP_plus10pc[i,j] !=0 && array_LW[i,j] != 0 ){
                    result_LW_HEALTHEXP_plus10pc[i,j]<-
((array_LW_HEALTHEXP_plus10pc[i,j]-array_LW[i,j])/array_LW[i,j])*100
                }
        }
}


#HEALTHEXP + 20%
HEALTHEXP<-HEALTHEXP/1.1*1.2

A<-array(0,c(nmolecule,ncountry))
for(i in 1:nmolecule){
        for(j in 1:ncountry){
                A[i,j]<-
effectREGPRICECONTROL_LW*REGPRICECONTROL[j]+effectREGPROFIT_LW*REGPROFIT[j]+effectR
EGCROSS_LW*REGCROSS[j]+effectREGREF_LW*REGREF[j]+effectREGPHARMACO_LW*REGPHARMACO[j
]+effectREGPATENT_LW*REGPATENT[j]+effectPOP_LW*log(POP[j])+effectHEALTHEXP_LW*log(H
EALTHEXP[j])+effectUAL_LW*UAL[j]+effectMAS_LW*MAS[j]+effectIDV_LW*IDV[j]+effectPDI_
LW*PDI[j]+effectCOMP_LW*COMP[i,j]+effectHOME_LW*HOME[i,j]+effectSUMMER_LW*SUMMER[i,
j]+effectEMEA_LW*EMEA[j]+sum(effectATC*ATC[i,])
        }
}

B<-array(0,c(nmolecule,ncountry))
for(i in 1:nmolecule){
        for(j in 1:ncountry){
                B[i,j]<-
effectREGPRICECONTROL_LP*REGPRICECONTROL[j]+effectREGPROFIT_LP*REGPROFIT[j]+effectR
EGCROSS_LP*REGCROSS[j]+effectREGREF_LP*REGREF[j]+effectREGPHARMACO_LP*REGPHARMACO[j
]+effectREGPATENT_LP*REGPATENT[j]+effectPOP_LP*log(POP[j])+effectHEALTHEXP_LP*log(H
EALTHEXP[j])+effectUAL_LP*UAL[j]+effectMAS_LP*MAS[j]+effectIDV_LP*IDV[j]+effectPDI_
LP*PDI[j]+effectCOMP_LP*COMP[i,j]+effectHOME_LP*HOME[i,j]+effectDDD_LP*DDD[i]+effec
tINFL_LP*INFL[j]+sum(effectATC*ATC[i,])
        }
}

#definition des facteurs (LP)

facteur0LP<--gamma0-b1*sigma0-b1*A-b2*sigma0^2-b2*A^2-b2*2*sigma0*A-B
facteur1LP<-1-b1*a1-2*b2*sigma0*a1-2*b2*a1*A
facteur2LP<--b1*a2-b2*a1^2+2*b2*sigma0*a2+2*b2*a2*A
facteur3LP<--2*b2*a1*a2
facteur4LP<--b2*a2^2

#definition des facteurs (LW)

facteur0LW<--sigma0-a1*gamma0-a1*B-a2*gamma0^2-a2*B^2-a2*2*gamma0*B-A
facteur1LW<-1-a1*b1-2*a2*gamma0*b1-2*a2*b1*B
facteur2LW<--a1*b2-a2*b1^2+2*a2*gamma0*b2+2*a2*b2*B
facteur3LW<--2*a2*b1*b2
facteur4LW<--a2*b2^2

array_LP_HEALTHEXP_plus20pc<-array(0,c(nmolecule,ncountry))
array_LW_HEALTHEXP_plus20pc<-array(0,c(nmolecule,ncountry))

for(i in 1:nmolecule){
```

159

```
            for(j in 1:ncountry){
                LP<-
solve(polynomial(c(facteur0LP[i,j],facteur1LP[i,j],facteur2LP[i,j],facteur3LP,facte
ur4LP)))
                LW<-
solve(polynomial(c(facteur0LW[i,j],facteur1LW[i,j],facteur2LW[i,j],facteur3LW,facte
ur4LW)))
                for(k in 1:4){
                    if(Im(LP[k])==0 && Re(LP[k])>0) {
                        for(m in 1:4){
                            if(Im(LW[m])==0 && Re(LW[m])>0 ){
                                array_LP_HEALTHEXP_plus20pc[i,j]<-Re(LP[k])
                                array_LW_HEALTHEXP_plus20pc[i,j]<-Re(LW[m])
                                }
                            }
                        }
                    }
                }
            }

result_LW_HEALTHEXP_plus20pc<-array(0,c(nmolecule,ncountry))
for(i in 1:nmolecule){
    for(j in 1:ncountry){
        if(array_LW_HEALTHEXP_plus20pc[i,j] !=0 && array_LW[i,j] != 0 ){
            result_LW_HEALTHEXP_plus20pc[i,j]<-
((array_LW_HEALTHEXP_plus20pc[i,j]-array_LW[i,j])/array_LW[i,j])*100
        }
    }
}

HEALTHEXP<-HEALTHEXP/1.2

#----------------------END OF SIMULATION------------------

#_.-*-._.-*-._.-*-._.-*-._.-*-._.-*-._.-*-._.-*-._.-*-._.-*-._.-*-

#Final Results

#LW

Final_Results_averaged_impact_LW<-array(0,c(13,6))
rownames(Final_Results_averaged_impact_LW)<-
c("REGPATENT","UAL","MAS","IDV","PDI","HOME","SUMMER","EMEA","REGREF","REGPHARMACO"
,"REGPROFIT","POP","HEALTHEXP")
colnames(Final_Results_averaged_impact_LW)<-c("-20%","0vers1","-
10%","+10%","1vers0","+20%")

Final_Results_sd_LW<-array(0,c(13,6))
rownames(Final_Results_sd_LW)<-
c("REGPATENT","UAL","MAS","IDV","PDI","HOME","SUMMER","EMEA","REGREF","REGPHARMACO"
,"REGPROFIT","POP","HEALTHEXP")
colnames(Final_Results_sd_LW)<-c("-20%","0vers1","-10%","+10%","1vers0","+20%")

#LP

Final_Results_averaged_impact_LP<-array(0,c(4,6))
rownames(Final_Results_averaged_impact_LP)<-c("HOME","DDD","COMP","POP")
```

```
colnames(Final_Results_averaged_impact_LP)<-c("-20%","0vers1","-
10%","+10%","1vers0","+20%")

Final_Results_sd_LP<-array(0,c(4,6))
rownames(Final_Results_sd_LP)<-c("HOME","DDD","COMP","POP")
colnames(Final_Results_sd_LP)<-c("-20%","0vers1","-10%","+10%","1vers0","+20%")

#-----VARIABLES LW------

#-----------------
#Variable REGPATENT
#-----------------

#Final_Results_averaged_impact_LW

compteur<-0
for(i in 1:nmolecule){
        for(j in 1:ncountry){
                if(result_LW_REGPATENT_moins20pc[i,j] != 0 ){
                        compteur<-compteur+1
                        Final_Results_averaged_impact_LW[1,1]<-
Final_Results_averaged_impact_LW[1,1]+result_LW_REGPATENT_moins20pc[i,j]
                }
        }
}

Final_Results_averaged_impact_LW[1,1]<-
Final_Results_averaged_impact_LW[1,1]/compteur

compteur<-0
for(i in 1:nmolecule){
        for(j in 1:ncountry){
                if(result_LW_REGPATENT_moins10pc[i,j] != 0 ){
                        compteur<-compteur+1
                        Final_Results_averaged_impact_LW[1,3]<-
Final_Results_averaged_impact_LW[1,3]+result_LW_REGPATENT_moins10pc[i,j]
                }
        }
}

Final_Results_averaged_impact_LW[1,3]<-
Final_Results_averaged_impact_LW[1,3]/compteur

compteur<-0
for(i in 1:nmolecule){
        for(j in 1:ncountry){
                if(result_LW_REGPATENT_plus10pc[i,j] != 0 ){
                        compteur<-compteur+1
                        Final_Results_averaged_impact_LW[1,4]<-
Final_Results_averaged_impact_LW[1,4]+result_LW_REGPATENT_plus10pc[i,j]
                }
        }
}

Final_Results_averaged_impact_LW[1,4]<-
Final_Results_averaged_impact_LW[1,4]/compteur

compteur<-0
for(i in 1:nmolecule){
        for(j in 1:ncountry){
                if(result_LW_REGPATENT_plus20pc[i,j] != 0 ){
                        compteur<-compteur+1
```

161

```
                    Final_Results_averaged_impact_LW[1,6]<-
Final_Results_averaged_impact_LW[1,6]+result_LW_REGPATENT_plus20pc[i,j]
            }
        }
}

Final_Results_averaged_impact_LW[1,6]<-
Final_Results_averaged_impact_LW[1,6]/compteur

#Final_Results_sd

compteur<-0
for(i in 1:nmolecule){
        for(j in 1:ncountry){
                if(result_LW_REGPATENT_moins20pc[i,j] != 0 ){
                        compteur<-compteur+1
                        Final_Results_sd_LW[1,1]<-
Final_Results_sd_LW[1,1]+(result_LW_REGPATENT_moins20pc[i,j]-
Final_Results_averaged_impact_LW[1,1])^2
                }
        }
}

Final_Results_sd_LW[1,1]<-Final_Results_sd_LW[1,1]/compteur

compteur<-0
for(i in 1:nmolecule){
        for(j in 1:ncountry){
                if(result_LW_REGPATENT_moins10pc[i,j] != 0 ){
                        compteur<-compteur+1
                        Final_Results_sd_LW[1,3]<-
Final_Results_sd_LW[1,3]+(result_LW_REGPATENT_moins10pc[i,j]-
Final_Results_averaged_impact_LW[1,3])^2
                }
        }
}

Final_Results_sd_LW[1,3]<-Final_Results_sd_LW[1,3]/compteur

compteur<-0
for(i in 1:nmolecule){
        for(j in 1:ncountry){
                if(result_LW_REGPATENT_plus10pc[i,j] != 0 ){
                        compteur<-compteur+1
                        Final_Results_sd_LW[1,4]<-
Final_Results_sd_LW[1,4]+(result_LW_REGPATENT_plus10pc[i,j]-
Final_Results_averaged_impact_LW[1,4])^2
                }
        }
}

Final_Results_sd_LW[1,4]<-Final_Results_sd_LW[1,4]/compteur
compteur<-0
for(i in 1:nmolecule){
        for(j in 1:ncountry){
                if(result_LW_REGPATENT_plus20pc[i,j] != 0 ){
                        compteur<-compteur+1
                        Final_Results_sd_LW[1,6]<-
Final_Results_sd_LW[1,6]+(result_LW_REGPATENT_plus20pc[i,j]-
Final_Results_averaged_impact_LW[1,6])^2
                }
        }
}
```

```
Final_Results_sd_LW[1,6]<-Final_Results_sd_LW[1,6]/compteur

#------------------
#Variable UAL
#------------------

#Final_Results_averaged_impact

compteur<-0
for(i in 1:nmolecule){
        for(j in 1:ncountry){
                if(result_LW_UAL_moins20pc[i,j] != 0 ){
                        compteur<-compteur+1
                        Final_Results_averaged_impact_LW[2,1]<-
Final_Results_averaged_impact_LW[2,1]+result_LW_UAL_moins20pc[i,j]
                }
        }
}

Final_Results_averaged_impact_LW[2,1]<-
Final_Results_averaged_impact_LW[2,1]/compteur

compteur<-0
for(i in 1:nmolecule){
        for(j in 1:ncountry){
                if(result_LW_UAL_moins10pc[i,j] != 0 ){
                        compteur<-compteur+1
                        Final_Results_averaged_impact_LW[2,3]<-
Final_Results_averaged_impact_LW[2,3]+result_LW_UAL_moins10pc[i,j]
                }
        }
}

Final_Results_averaged_impact_LW[2,3]<-
Final_Results_averaged_impact_LW[2,3]/compteur

compteur<-0
for(i in 1:nmolecule){
        for(j in 1:ncountry){
                if(result_LW_UAL_plus10pc[i,j] != 0 ){
                        compteur<-compteur+1
                        Final_Results_averaged_impact_LW[2,4]<-
Final_Results_averaged_impact_LW[2,4]+result_LW_UAL_plus10pc[i,j]
                }
        }
}

Final_Results_averaged_impact_LW[2,4]<-
Final_Results_averaged_impact_LW[2,4]/compteur

compteur<-0
for(i in 1:nmolecule){
        for(j in 1:ncountry){
                if(result_LW_UAL_plus20pc[i,j] != 0 ){
                        compteur<-compteur+1
                        Final_Results_averaged_impact_LW[2,6]<-
Final_Results_averaged_impact_LW[2,6]+result_LW_UAL_plus20pc[i,j]
                }
        }
}

Final_Results_averaged_impact_LW[2,6]<-
Final_Results_averaged_impact_LW[2,6]/compteur
```

```
#Final_Results_sd

compteur<-0
for(i in 1:nmolecule){
        for(j in 1:ncountry){
                if(result_LW_UAL_moins20pc[i,j] != 0 ){
                        compteur<-compteur+1
                        Final_Results_sd_LW[2,1]<-
Final_Results_sd_LW[2,1]+(result_LW_UAL_moins20pc[i,j]-
Final_Results_averaged_impact_LW[2,1])^2
                }
        }
}

Final_Results_sd_LW[2,1]<-Final_Results_sd_LW[2,1]/compteur

compteur<-0
for(i in 1:nmolecule){
        for(j in 1:ncountry){
                if(result_LW_UAL_moins10pc[i,j] != 0 ){
                        compteur<-compteur+1
                        Final_Results_sd_LW[2,3]<-
Final_Results_sd_LW[2,3]+(result_LW_UAL_moins10pc[i,j]-
Final_Results_averaged_impact_LW[2,3])^2
                }
        }
}

Final_Results_sd_LW[2,3]<-Final_Results_sd_LW[2,3]/compteur

compteur<-0
for(i in 1:nmolecule){
        for(j in 1:ncountry){
                if(result_LW_UAL_plus10pc[i,j] != 0 ){
                        compteur<-compteur+1
                        Final_Results_sd_LW[2,4]<-
Final_Results_sd_LW[2,4]+(result_LW_UAL_plus10pc[i,j]-
Final_Results_averaged_impact_LW[2,4])^2
                }
        }
}

Final_Results_sd_LW[2,4]<-Final_Results_sd_LW[2,4]/compteur

compteur<-0
for(i in 1:nmolecule){
        for(j in 1:ncountry){
                if(result_LW_UAL_plus20pc[i,j] != 0 ){
                        compteur<-compteur+1
                        Final_Results_sd_LW[2,6]<-
Final_Results_sd_LW[2,6]+(result_LW_UAL_plus20pc[i,j]-
Final_Results_averaged_impact_LW[2,6])^2
                }
        }
}

Final_Results_sd_LW[2,6]<-Final_Results_sd_LW[2,6]/compteur
#-----------------
#Variable MAS
#-----------------

#Final_Results_averaged_impact
```

```
compteur<-0
for(i in 1:nmolecule){
        for(j in 1:ncountry){
                if(result_LW_MAS_moins20pc[i,j] != 0 ){
                        compteur<-compteur+1
                        Final_Results_averaged_impact_LW[3,1]<-
Final_Results_averaged_impact_LW[3,1]+result_LW_MAS_moins20pc[i,j]
                }
        }
}

Final_Results_averaged_impact_LW[3,1]<-
Final_Results_averaged_impact_LW[3,1]/compteur

compteur<-0
for(i in 1:nmolecule){
        for(j in 1:ncountry){
                if(result_LW_MAS_moins10pc[i,j] != 0 ){
                        compteur<-compteur+1
                        Final_Results_averaged_impact_LW[3,3]<-
Final_Results_averaged_impact_LW[3,3]+result_LW_MAS_moins10pc[i,j]
                }
        }
}

Final_Results_averaged_impact_LW[3,3]<-
Final_Results_averaged_impact_LW[3,3]/compteur

compteur<-0
for(i in 1:nmolecule){
        for(j in 1:ncountry){
                if(result_LW_MAS_plus10pc[i,j] != 0 ){
                        compteur<-compteur+1
                        Final_Results_averaged_impact_LW[3,4]<-
Final_Results_averaged_impact_LW[3,4]+result_LW_MAS_plus10pc[i,j]
                }
        }
}
Final_Results_averaged_impact_LW[3,4]<-
Final_Results_averaged_impact_LW[3,4]/compteur

compteur<-0
for(i in 1:nmolecule){
        for(j in 1:ncountry){
                if(result_LW_MAS_plus20pc[i,j] != 0 ){
                        compteur<-compteur+1
                        Final_Results_averaged_impact_LW[3,6]<-
Final_Results_averaged_impact_LW[3,6]+result_LW_MAS_plus20pc[i,j]
                }
        }
}

Final_Results_averaged_impact_LW[3,6]<-
Final_Results_averaged_impact_LW[3,6]/compteur

#Final_Results_sd

compteur<-0
for(i in 1:nmolecule){
        for(j in 1:ncountry){
                if(result_LW_MAS_moins20pc[i,j] != 0 ){
                        compteur<-compteur+1
```

```
                        Final_Results_sd_LW[3,1]<-
Final_Results_sd_LW[3,1]+(result_LW_MAS_moins20pc[i,j]-
Final_Results_averaged_impact_LW[3,1])^2
                }
        }
}
Final_Results_sd_LW[3,1]<-Final_Results_sd_LW[3,1]/compteur

compteur<-0
for(i in 1:nmolecule){
        for(j in 1:ncountry){
                if(result_LW_MAS_moins10pc[i,j] != 0 ){
                        compteur<-compteur+1
                        Final_Results_sd_LW[3,3]<-
Final_Results_sd_LW[3,3]+(result_LW_MAS_moins10pc[i,j]-
Final_Results_averaged_impact_LW[3,3])^2
                }
        }
}

Final_Results_sd_LW[3,3]<-Final_Results_sd_LW[3,3]/compteur

compteur<-0
for(i in 1:nmolecule){
        for(j in 1:ncountry){
                if(result_LW_MAS_plus10pc[i,j] != 0 ){
                        compteur<-compteur+1
                        Final_Results_sd_LW[3,4]<-
Final_Results_sd_LW[3,4]+(result_LW_MAS_plus10pc[i,j]-
Final_Results_averaged_impact_LW[3,4])^2
                }
        }
}

Final_Results_sd_LW[3,4]<-Final_Results_sd_LW[3,4]/compteur

compteur<-0
for(i in 1:nmolecule){
        for(j in 1:ncountry){
                if(result_LW_MAS_plus20pc[i,j] != 0 ){
                        compteur<-compteur+1
                        Final_Results_sd_LW[3,6]<-
Final_Results_sd_LW[3,6]+(result_LW_MAS_plus20pc[i,j]-
Final_Results_averaged_impact_LW[3,6])^2
                }
        }
}

Final_Results_sd_LW[3,6]<-Final_Results_sd_LW[3,6]/compteur

#------------------
#Variable IDV
#------------------

#Final_Results_averaged_impact

compteur<-0
for(i in 1:nmolecule){
        for(j in 1:ncountry){
                if(result_LW_IDV_moins20pc[i,j] != 0 ){
                        compteur<-compteur+1
                        Final_Results_averaged_impact_LW[4,1]<-
Final_Results_averaged_impact_LW[4,1]+result_LW_IDV_moins20pc[i,j]
```

```
                    }
            }
    }

Final_Results_averaged_impact_LW[4,1]<-
Final_Results_averaged_impact_LW[4,1]/compteur

compteur<-0
for(i in 1:nmolecule){
        for(j in 1:ncountry){
                if(result_LW_IDV_moins10pc[i,j] != 0 ){
                        compteur<-compteur+1
                        Final_Results_averaged_impact_LW[4,3]<-
Final_Results_averaged_impact_LW[4,3]+result_LW_IDV_moins10pc[i,j]
                }
        }
}

Final_Results_averaged_impact_LW[4,3]<-
Final_Results_averaged_impact_LW[4,3]/compteur

compteur<-0
for(i in 1:nmolecule){
        for(j in 1:ncountry){
                if(result_LW_IDV_plus10pc[i,j] != 0 ){
                        compteur<-compteur+1
                        Final_Results_averaged_impact_LW[4,4]<-
Final_Results_averaged_impact_LW[4,4]+result_LW_IDV_plus10pc[i,j]
                }
        }
}

Final_Results_averaged_impact_LW[4,4]<-
Final_Results_averaged_impact_LW[4,4]/compteur

compteur<-0
for(i in 1:nmolecule){
        for(j in 1:ncountry){
                if(result_LW_IDV_plus20pc[i,j] != 0 ){
                        compteur<-compteur+1
                        Final_Results_averaged_impact_LW[4,6]<-
Final_Results_averaged_impact_LW[4,6]+result_LW_IDV_plus20pc[i,j]
                }
        }
}


Final_Results_averaged_impact_LW[4,6]<-
Final_Results_averaged_impact_LW[4,6]/compteur

#Final_Results_sd

compteur<-0
for(i in 1:nmolecule){
        for(j in 1:ncountry){
                if(result_LW_IDV_moins20pc[i,j] != 0 ){
                        compteur<-compteur+1
                        Final_Results_sd_LW[4,1]<-
Final_Results_sd_LW[4,1]+(result_LW_IDV_moins20pc[i,j]-
Final_Results_averaged_impact_LW[4,1])^2
                }
        }
}

Final_Results_sd_LW[4,1]<-Final_Results_sd_LW[4,1]/compteur
```

```
compteur<-0
for(i in 1:nmolecule){
        for(j in 1:ncountry){
                if(result_LW_IDV_moins10pc[i,j] != 0 ){
                        compteur<-compteur+1
                        Final_Results_sd_LW[4,3]<-
Final_Results_sd_LW[4,3]+(result_LW_IDV_moins10pc[i,j]-
Final_Results_averaged_impact_LW[4,3])^2
                }
        }
}


Final_Results_sd_LW[4,3]<-Final_Results_sd_LW[4,3]/compteur


compteur<-0
for(i in 1:nmolecule){
        for(j in 1:ncountry){
                if(result_LW_IDV_plus10pc[i,j] != 0 ){
                        compteur<-compteur+1
                        Final_Results_sd_LW[4,4]<-
Final_Results_sd_LW[4,4]+(result_LW_IDV_plus10pc[i,j]-
Final_Results_averaged_impact_LW[4,4])^2
                }
        }
}


Final_Results_sd_LW[4,4]<-Final_Results_sd_LW[4,4]/compteur


compteur<-0
for(i in 1:nmolecule){
        for(j in 1:ncountry){
                if(result_LW_IDV_plus20pc[i,j] != 0 ){
                        compteur<-compteur+1
                        Final_Results_sd_LW[4,6]<-
Final_Results_sd_LW[4,6]+(result_LW_IDV_plus20pc[i,j]-
Final_Results_averaged_impact_LW[4,6])^2
                }
        }
}


Final_Results_sd_LW[4,6]<-Final_Results_sd_LW[4,6]/compteur


#------------------
#Variable PDI
#------------------
#Final_Results_averaged_impact
compteur<-0
for(i in 1:nmolecule){
        for(j in 1:ncountry){
                if(result_LW_PDI_moins20pc[i,j] != 0 ){
                        compteur<-compteur+1
                        Final_Results_averaged_impact_LW[5,1]<-
Final_Results_averaged_impact_LW[5,1]+result_LW_PDI_moins20pc[i,j]
                }
        }
}


Final_Results_averaged_impact_LW[5,1]<-
Final_Results_averaged_impact_LW[5,1]/compteur


compteur<-0
```

```
for(i in 1:nmolecule){
      for(j in 1:ncountry){
            if(result_LW_PDI_moins10pc[i,j] != 0 ){
                  compteur<-compteur+1
                  Final_Results_averaged_impact_LW[5,3]<-
Final_Results_averaged_impact_LW[5,3]+result_LW_PDI_moins10pc[i,j]
            }
      }
}

Final_Results_averaged_impact_LW[5,3]<-
Final_Results_averaged_impact_LW[5,3]/compteur

compteur<-0
for(i in 1:nmolecule){
      for(j in 1:ncountry){
            if(result_LW_PDI_plus10pc[i,j] != 0 ){
                  compteur<-compteur+1
                  Final_Results_averaged_impact_LW[5,4]<-
Final_Results_averaged_impact_LW[5,4]+result_LW_PDI_plus10pc[i,j]
            }
      }
}

Final_Results_averaged_impact_LW[5,4]<-
Final_Results_averaged_impact_LW[5,4]/compteur

compteur<-0
for(i in 1:nmolecule){
      for(j in 1:ncountry){
            if(result_LW_PDI_plus20pc[i,j] != 0 ){
                  compteur<-compteur+1
                  Final_Results_averaged_impact_LW[5,6]<-
Final_Results_averaged_impact_LW[5,6]+result_LW_PDI_plus20pc[i,j]
            }
      }
}

Final_Results_averaged_impact_LW[5,6]<-
Final_Results_averaged_impact_LW[5,6]/compteur

#Final_Results_sd

compteur<-0
for(i in 1:nmolecule){
      for(j in 1:ncountry){
            if(result_LW_PDI_moins20pc[i,j] != 0 ){
                  compteur<-compteur+1
                  Final_Results_sd_LW[5,1]<-
Final_Results_sd_LW[5,1]+(result_LW_PDI_moins20pc[i,j]-
Final_Results_averaged_impact_LW[5,1])^2
            }
      }
}

Final_Results_sd_LW[5,1]<-Final_Results_sd_LW[5,1]/compteur
compteur<-0
for(i in 1:nmolecule){
      for(j in 1:ncountry){
            if(result_LW_PDI_moins10pc[i,j] != 0 ){
                  compteur<-compteur+1
```

```
                        Final_Results_sd_LW[5,3]<-
Final_Results_sd_LW[5,3]+(result_LW_PDI_moins10pc[i,j]-
Final_Results_averaged_impact_LW[5,3])^2
                }
        }
}

Final_Results_sd_LW[5,3]<-Final_Results_sd_LW[5,3]/compteur

compteur<-0
for(i in 1:nmolecule){
        for(j in 1:ncountry){
                if(result_LW_PDI_plus10pc[i,j] != 0 ){
                        compteur<-compteur+1
                        Final_Results_sd_LW[5,4]<-
Final_Results_sd_LW[5,4]+(result_LW_PDI_plus10pc[i,j]-
Final_Results_averaged_impact_LW[5,4])^2
                }
        }
}


Final_Results_sd_LW[5,4]<-Final_Results_sd_LW[5,4]/compteur

compteur<-0
for(i in 1:nmolecule){
        for(j in 1:ncountry){
                if(result_LW_PDI_plus20pc[i,j] != 0 ){
                        compteur<-compteur+1
                        Final_Results_sd_LW[5,6]<-
Final_Results_sd_LW[5,6]+(result_LW_PDI_plus20pc[i,j]-
Final_Results_averaged_impact_LW[5,6])^2
                }
        }
}

Final_Results_sd_LW[5,6]<-Final_Results_sd_LW[5,6]/compteur

#------------------
#Variable HOME
#------------------

#Final_Results_averaged_impact

compteur<-0
for(i in 1:nmolecule){
        for(j in 1:ncountry){
                if(result_LW_HOME_0vers1[i,j] != 0 ){
                        compteur<-compteur+1
                        Final_Results_averaged_impact_LW[6,2]<-
Final_Results_averaged_impact_LW[6,2]+result_LW_HOME_0vers1[i,j]
                }
        }
}

Final_Results_averaged_impact_LW[6,2]<-
Final_Results_averaged_impact_LW[6,2]/compteur

compteur<-0
for(i in 1:nmolecule){
        for(j in 1:ncountry){
                if(result_LW_HOME_1vers0[i,j] != 0 ){
                        compteur<-compteur+1
                        Final_Results_averaged_impact_LW[6,5]<-
Final_Results_averaged_impact_LW[6,5]+result_LW_HOME_1vers0[i,j]
```

```
              }
          }
      }

Final_Results_averaged_impact_LW[6,5]<-
Final_Results_averaged_impact_LW[6,5]/compteur

#Final_Results_sd

compteur<-0
for(i in 1:nmolecule){
      for(j in 1:ncountry){
              if(result_LW_HOME_0vers1[i,j] != 0 ){
                      compteur<-compteur+1
                      Final_Results_sd_LW[6,2]<-
Final_Results_sd_LW[6,2]+(result_LW_HOME_0vers1[i,j]-
Final_Results_averaged_impact_LW[6,2])^2
                }
        }
}

Final_Results_sd_LW[6,2]<-Final_Results_sd_LW[6,2]/compteur
compteur<-0
for(i in 1:nmolecule){
      for(j in 1:ncountry){
              if(result_LW_HOME_1vers0[i,j] != 0 ){
                      compteur<-compteur+1
                      Final_Results_sd_LW[6,5]<-
Final_Results_sd_LW[6,5]+(result_LW_HOME_1vers0[i,j]-
Final_Results_averaged_impact_LW[6,5])^2
                }
        }
}

Final_Results_sd_LW[6,5]<-Final_Results_sd_LW[6,5]/compteur

#-----------------
#Variable SUMMER
#-----------------

#Final_Results_averaged_impact

compteur<-0
for(i in 1:nmolecule){
      for(j in 1:ncountry){
              if(result_LW_SUMMER_0vers1[i,j] != 0 ){
                      compteur<-compteur+1
                      Final_Results_averaged_impact_LW[7,2]<-
Final_Results_averaged_impact_LW[7,2]+result_LW_SUMMER_0vers1[i,j]
                }
        }
}

Final_Results_averaged_impact_LW[7,2]<-
Final_Results_averaged_impact_LW[7,2]/compteur

compteur<-0
for(i in 1:nmolecule){
      for(j in 1:ncountry){
              if(result_LW_SUMMER_1vers0[i,j] != 0 ){
                      compteur<-compteur+1
                      Final_Results_averaged_impact_LW[7,5]<-
Final_Results_averaged_impact_LW[7,5]+result_LW_SUMMER_1vers0[i,j]
```

```
                }
            }
        }

Final_Results_averaged_impact_LW[7,5]<-
Final_Results_averaged_impact_LW[7,5]/compteur

#Final_Results_sd
compteur<-0
for(i in 1:nmolecule){
        for(j in 1:ncountry){
                if(result_LW_SUMMER_0vers1[i,j] != 0 ){
                        compteur<-compteur+1
                        Final_Results_sd_LW[7,2]<-
Final_Results_sd_LW[7,2]+(result_LW_SUMMER_0vers1[i,j]-
Final_Results_averaged_impact_LW[7,2])^2
                }
        }
}

Final_Results_sd_LW[7,2]<-Final_Results_sd_LW[7,2]/compteur

compteur<-0
for(i in 1:nmolecule){
        for(j in 1:ncountry){
                if(result_LW_SUMMER_1vers0[i,j] != 0 ){
                        compteur<-compteur+1
                        Final_Results_sd_LW[7,5]<-
Final_Results_sd_LW[7,5]+(result_LW_SUMMER_1vers0[i,j]-
Final_Results_averaged_impact_LW[7,5])^2
                }
        }
}

Final_Results_sd_LW[7,5]<-Final_Results_sd_LW[7,5]/compteur
#------------------
#Variable EMEA
#------------------

#Final_Results_averaged_impact

compteur<-0
for(i in 1:nmolecule){
        for(j in 1:ncountry){
                if(result_LW_EMEA_0vers1[i,j] != 0 ){
                        compteur<-compteur+1
                        Final_Results_averaged_impact_LW[8,2]<-
Final_Results_averaged_impact_LW[8,2]+result_LW_EMEA_0vers1[i,j]
                }
        }
}

Final_Results_averaged_impact_LW[8,2]<-
Final_Results_averaged_impact_LW[8,2]/compteur

compteur<-0
for(i in 1:nmolecule){
        for(j in 1:ncountry){
                if(result_LW_EMEA_1vers0[i,j] != 0 ){
                        compteur<-compteur+1
                        Final_Results_averaged_impact_LW[8,5]<-
Final_Results_averaged_impact_LW[8,5]+result_LW_EMEA_1vers0[i,j]
```

172

```
                }
        }
}

Final_Results_averaged_impact_LW[8,5]<-
Final_Results_averaged_impact_LW[8,5]/compteur

#Final_Results_sd

compteur<-0
for(i in 1:nmolecule){
        for(j in 1:ncountry){
                if(result_LW_EMEA_0vers1[i,j] != 0 ){
                        compteur<-compteur+1
                        Final_Results_sd_LW[8,2]<-
Final_Results_sd_LW[8,2]+(result_LW_EMEA_0vers1[i,j]-
Final_Results_averaged_impact_LW[8,2])^2
                }
        }
}

Final_Results_sd_LW[8,2]<-Final_Results_sd_LW[8,2]/compteur

compteur<-0
for(i in 1:nmolecule){
        for(j in 1:ncountry){
                if(result_LW_EMEA_1vers0[i,j] != 0 ){
                        compteur<-compteur+1
                        Final_Results_sd_LW[8,5]<-
Final_Results_sd_LW[8,5]+(result_LW_EMEA_1vers0[i,j]-
Final_Results_averaged_impact_LW[8,5])^2
                }
        }
}

Final_Results_sd_LW[8,5]<-Final_Results_sd_LW[8,5]/compteur

#------------------
#Variable REGREF
#------------------

#Final_Results_averaged_impact

compteur<-0
for(i in 1:nmolecule){
        for(j in 1:ncountry){
                if(result_LW_REGREF_0vers1[i,j] != 0 ){
                        compteur<-compteur+1
                        Final_Results_averaged_impact_LW[9,2]<-
Final_Results_averaged_impact_LW[9,2]+result_LW_REGREF_0vers1[i,j]
                }
        }
}

Final_Results_averaged_impact_LW[9,2]<-
Final_Results_averaged_impact_LW[9,2]/compteur

compteur<-0
for(i in 1:nmolecule){
        for(j in 1:ncountry){
                if(result_LW_REGREF_1vers0[i,j] != 0 ){
                        compteur<-compteur+1
```

```
                        Final_Results_averaged_impact_LW[9,5]<-
Final_Results_averaged_impact_LW[9,5]+result_LW_REGREF_1vers0[i,j]
                }
        }
}

Final_Results_averaged_impact_LW[9,5]<-
Final_Results_averaged_impact_LW[9,5]/compteur

#Final_Results_sd
compteur<-0
for(i in 1:nmolecule){
        for(j in 1:ncountry){
                if(result_LW_REGREF_0vers1[i,j] != 0 ){
                        compteur<-compteur+1
                        Final_Results_sd_LW[9,2]<-
Final_Results_sd_LW[9,2]+(result_LW_REGREF_0vers1[i,j]-
Final_Results_averaged_impact_LW[9,2])^2
                }
        }
}

Final_Results_sd_LW[9,2]<-Final_Results_sd_LW[9,2]/compteur
compteur<-0
for(i in 1:nmolecule){
        for(j in 1:ncountry){
                if(result_LW_REGREF_1vers0[i,j] != 0 ){
                        compteur<-compteur+1
                        Final_Results_sd_LW[9,5]<-
Final_Results_sd_LW[9,5]+(result_LW_REGREF_1vers0[i,j]-
Final_Results_averaged_impact_LW[9,5])^2
                }
        }
}

Final_Results_sd_LW[9,5]<-Final_Results_sd_LW[9,5]/compteur
#------------------
#Variable REGPHARMACO
#------------------

#Final_Results_averaged_impact

compteur<-0
for(i in 1:nmolecule){
        for(j in 1:ncountry){
                if(result_LW_REGPHARMACO_0vers1[i,j] != 0 ){
                        compteur<-compteur+1
                        Final_Results_averaged_impact_LW[10,2]<-
Final_Results_averaged_impact_LW[10,2]+result_LW_REGPHARMACO_0vers1[i,j]
                }
        }
}

Final_Results_averaged_impact_LW[10,2]<-
Final_Results_averaged_impact_LW[10,2]/compteur

compteur<-0
for(i in 1:nmolecule){
        for(j in 1:ncountry){
                if(result_LW_REGPHARMACO_1vers0[i,j] != 0 ){
                        compteur<-compteur+1
```

```
                         Final_Results_averaged_impact_LW[10,5]<-
Final_Results_averaged_impact_LW[10,5]+result_LW_REGPHARMACO_1vers0[i,j]
             }
        }
}

Final_Results_averaged_impact_LW[10,5]<-
Final_Results_averaged_impact_LW[10,5]/compteur

#Final_Results_sd

compteur<-0
for(i in 1:nmolecule){
        for(j in 1:ncountry){
                if(result_LW_REGPHARMACO_0vers1[i,j] != 0 ){
                        compteur<-compteur+1
                        Final_Results_sd_LW[10,2]<-
Final_Results_sd_LW[10,2]+(result_LW_REGPHARMACO_0vers1[i,j]-
Final_Results_averaged_impact_LW[10,2])^2
                }
        }
}

Final_Results_sd_LW[10,2]<-Final_Results_sd_LW[10,2]/compteur

compteur<-0
for(i in 1:nmolecule){
        for(j in 1:ncountry){
                if(result_LW_REGPHARMACO_1vers0[i,j] != 0 ){
                        compteur<-compteur+1
                        Final_Results_sd_LW[10,5]<-
Final_Results_sd_LW[10,5]+(result_LW_REGPHARMACO_1vers0[i,j]-
Final_Results_averaged_impact_LW[10,5])^2
                }
        }
}

Final_Results_sd_LW[10,5]<-Final_Results_sd_LW[10,5]/compteur
#------------------
#Variable REGPROFIT
#------------------

#Final_Results_averaged_impact

compteur<-0
for(i in 1:nmolecule){
        for(j in 1:ncountry){
                if(result_LW_REGPROFIT_0vers1[i,j] != 0 ){
                        compteur<-compteur+1
                        Final_Results_averaged_impact_LW[11,2]<-
Final_Results_averaged_impact_LW[11,2]+result_LW_REGPROFIT_0vers1[i,j]
                }
        }
}

Final_Resuts_averaged_impact_LW[11,2]<-
Final_Results_averaged_impact_LW[11,2]/compteur

compteur<-0
for(i in 1:nmolecule){
        for(j in 1:ncountry){
                if(result_LW_REGPROFIT_1vers0[i,j] != 0 ){
                        compteur<-compteur+1
```

```
                                Final_Results_averaged_impact_LW[11,5]<-
Final_Results_averaged_impact_LW[11,5]+result_LW_REGPROFIT_1vers0[i,j]
                }
        }
}

Final_Results_averaged_impact_LW[11,5]<-
Final_Results_averaged_impact_LW[11,5]/compteur

#Final_Results_sd

compteur<-0
for(i in 1:nmolecule){
        for(j in 1:ncountry){
                if(result_LW_REGPROFIT_0vers1[i,j] != 0 ){
                        compteur<-compteur+1
                        Final_Results_sd_LW[11,2]<-
Final_Results_sd_LW[11,2]+(result_LW_REGPROFIT_0vers1[i,j]-
Final_Results_averaged_impact_LW[11,2])^2
                }
        }
}

Final_Results_sd_LW[11,2]<-Final_Results_sd_LW[11,2]/compteur

compteur<-0
for(i in 1:nmolecule){
        for(j in 1:ncountry){
                if(result_LW_REGPROFIT_1vers0[i,j] != 0 ){
                        compteur<-compteur+1
                        Final_Results_sd_LW[11,5]<-
Final_Results_sd_LW[11,5]+(result_LW_REGPROFIT_1vers0[i,j]-
Final_Results_averaged_impact_LW[11,5])^2
                }
        }
}

Final_Results_sd_LW[11,5]<-Final_Results_sd_LW[11,5]/compteur

#------------------
#Variable POP
#------------------

#Final_Results_averaged_impact

compteur<-0
for(i in 1:nmolecule){
        for(j in 1:ncountry){
                if(result_LW_POP_moins20pc[i,j] != 0 ){
                        compteur<-compteur+1
                        Final_Results_averaged_impact_LW[12,1]<-
Final_Results_averaged_impact_LW[12,1]+result_LW_POP_moins20pc[i,j]
                }
        }
}

Final_Results_averaged_impact_LW[12,1]<-
Final_Results_averaged_impact_LW[12,1]/compteur

compteur<-0
for(i in 1:nmolecule){
        for(j in 1:ncountry){
                if(result_LW_POP_moins10pc[i,j] != 0 ){
                        compteur<-compteur+1
```

```
                        Final_Results_averaged_impact_LW[12,3]<-
Final_Results_averaged_impact_LW[12,3]+result_LW_POP_moins10pc[i,j]
                }
        }
}

Final_Results_averaged_impact_LW[12,3]<-
Final_Results_averaged_impact_LW[12,3]/compteur

compteur<-0
for(i in 1:nmolecule){
        for(j in 1:ncountry){
                if(result_LW_POP_plus10pc[i,j] != 0 ){
                        compteur<-compteur+1
                        Final_Results_averaged_impact_LW[12,4]<-
Final_Results_averaged_impact_LW[12,4]+result_LW_POP_plus10pc[i,j]
                }
        }
}

Final_Results_averaged_impact_LW[12,4]<-
Final_Results_averaged_impact_LW[12,4]/compteur

compteur<-0
for(i in 1:nmolecule){
        for(j in 1:ncountry){
                if(result_LW_POP_plus20pc[i,j] != 0 ){
                        compteur<-compteur+1
                        Final_Results_averaged_impact_LW[12,6]<-
Final_Results_averaged_impact_LW[12,6]+result_LW_POP_plus20pc[i,j]
                }
        }
}

Final_Results_averaged_impact_LW[12,6]<-
Final_Results_averaged_impact_LW[12,6]/compteur

#Final_Results_sd
compteur<-0
for(i in 1:nmolecule){
        for(j in 1:ncountry){
                if(result_LW_POP_moins20pc[i,j] != 0 ){
                        compteur<-compteur+1
                        Final_Results_sd_LW[12,1]<-
Final_Results_sd_LW[12,1]+(result_LW_POP_moins20pc[i,j]-
Final_Results_averaged_impact_LW[12,1])^2
                }
        }
}

Final_Results_sd_LW[12,1]<-Final_Results_sd_LW[12,1]/compteur

compteur<-0
for(i in 1:nmolecule){
        for(j in 1:ncountry){
                if(result_LW_POP_moins10pc[i,j] != 0 ){
                        compteur<-compteur+1
                        Final_Results_sd_LW[12,3]<-
Final_Results_sd_LW[12,3]+(result_LW_POP_moins10pc[i,j]-
Final_Results_averaged_impact_LW[12,3])^2
                }
        }
}
```

```
Final_Results_sd_LW[12,3]<-Final_Results_sd_LW[12,3]/compteur

compteur<-0
for(i in 1:nmolecule){
        for(j in 1:ncountry){
                if(result_LW_POP_plus10pc[i,j] != 0 ){
                        compteur<-compteur+1
                        Final_Results_sd_LW[12,4]<-
Final_Results_sd_LW[12,4]+(result_LW_POP_plus10pc[i,j]-
Final_Results_averaged_impact_LW[12,4])^2
                }
        }
}

Final_Results_sd_LW[12,4]<-Final_Results_sd_LW[12,4]/compteur

compteur<-0
for(i in 1:nmolecule){
        for(j in 1:ncountry){
                if(result_LW_POP_plus20pc[i,j] != 0 ){
                        compteur<-compteur+1
                        Final_Results_sd_LW[12,6]<-
Final_Results_sd_LW[12,6]+(result_LW_POP_plus20pc[i,j]-
Final_Results_averaged_impact_LW[12,6])^2
                }
        }
}
Final_Results_sd_LW[12,6]<-Final_Results_sd_LW[12,6]/compteur
#-----------------
#Variable HEALTHEXP
#-----------------

#Final_Results_averaged_impact

compteur<-0
for(i in 1:nmolecule){
        for(j in 1:ncountry){
                if(result_LW_HEALTHEXP_moins20pc[i,j] != 0 ){
                        compteur<-compteur+1
                        Final_Results_averaged_impact_LW[13,1]<-
Final_Results_averaged_impact_LW[13,1]+result_LW_HEALTHEXP_moins20pc[i,j]
                }
        }
}

Final_Results_averaged_impact_LW[13,1]<-
Final_Results_averaged_impact_LW[13,1]/compteur

compteur<-0
for(i in 1:nmolecule){
        for(j in 1:ncountry){
                if(result_LW_HEALTHEXP_moins10pc[i,j] != 0 ){
                        compteur<-compteur+1
                        Final_Results_averaged_impact_LW[13,3]<-
Final_Results_averaged_impact_LW[13,3]+result_LW_HEALTHEXP_moins10pc[i,j]
                }
        }
}
Final_Results_averaged_impact_LW[13,3]<-
Final_Results_averaged_impact_LW[13,3]/compteur
```

```
compteur<-0
for(i in 1:nmolecule){
        for(j in 1:ncountry){
                if(result_LW_HEALTHEXP_plus10pc[i,j] != 0 ){
                        compteur<-compteur+1
                        Final_Results_averaged_impact_LW[13,4]<-
Final_Results_averaged_impact_LW[13,4]+result_LW_HEALTHEXP_plus10pc[i,j]
                }
        }
}


Final_Results_averaged_impact_LW[13,4]<-
Final_Results_averaged_impact_LW[13,4]/compteur

compteur<-0
for(i in 1:nmolecule){
        for(j in 1:ncountry){
                if(result_LW_HEALTHEXP_plus20pc[i,j] != 0 ){
                        compteur<-compteur+1
                        Final_Results_averaged_impact_LW[13,6]<-
Final_Results_averaged_impact_LW[13,6]+result_LW_HEALTHEXP_plus20pc[i,j]
                }
        }
}

Final_Results_averaged_impact_LW[13,6]<-
Final_Results_averaged_impact_LW[13,6]/compteur

#Final_Results_sd

compteur<-0
for(i in 1:nmolecule){
        for(j in 1:ncountry){
                if(result_LW_HEALTHEXP_moins20pc[i,j] != 0 ){
                        compteur<-compteur+1
                        Final_Results_sd_LW[13,1]<-
Final_Results_sd_LW[13,1]+(result_LW_HEALTHEXP_moins20pc[i,j]-
Final_Results_averaged_impact_LW[13,1])^2
                }
        }
}

Final_Results_sd_LW[13,1]<-Final_Results_sd_LW[13,1]/compteur

compteur<-0
for(i in 1:nmolecule){
        for(j in 1:ncountry){
                if(result_LW_HEALTHEXP_moins10pc[i,j] != 0 ){
                        compteur<-compteur+1
                        Final_Results_sd_LW[13,3]<-
Final_Results_sd_LW[13,3]+(result_LW_HEALTHEXP_moins10pc[i,j]-
Final_Results_averaged_impact_LW[13,3])^2
                }
        }
}

Final_Results_sd_LW[13,3]<-Final_Results_sd_LW[13,3]/compteur

compteur<-0
for(i in 1:nmolecule){
        for(j in 1:ncountry){
                if(result_LW_HEALTHEXP_plus10pc[i,j] != 0 ){
                        compteur<-compteur+1
```

```
                              Final_Results_sd_LW[13,4]<-
Final_Results_sd_LW[13,4]+(result_LW_HEALTHEXP_plus10pc[i,j]-
Final_Results_averaged_impact_LW[13,4])^2
                      }
              }
}

Final_Results_sd_LW[13,4]<-Final_Results_sd_LW[13,4]/compteur


compteur<-0
for(i in 1:nmolecule){
        for(j in 1:ncountry){
                if(result_LW_POP_plus20pc[i,j] != 0 ){
                        compteur<-compteur+1
                        Final_Results_sd_LW[13,6]<-
Final_Results_sd_LW[13,6]+(result_LW_POP_plus20pc[i,j]-
Final_Results_averaged_impact_LW[13,6])^2
                      }
              }
}

Final_Results_sd_LW[13,6]<-Final_Results_sd_LW[13,6]/compteur


#-----VARIABLES LP------

#-----------------
#Variable HOME
#-----------------

#Final_Results_averaged_impact

compteur<-0
for(i in 1:nmolecule){
        for(j in 1:ncountry){
                if(result_LP_HOME_0vers1[i,j] != 0 ){
                        compteur<-compteur+1
                        Final_Results_averaged_impact_LP[1,2]<-
Final_Results_averaged_impact_LP[1,2]+result_LP_HOME_0vers1[i,j]
                      }
              }
}

Final_Results_averaged_impact_LP[1,2]<-
Final_Results_averaged_impact_LP[1,2]/compteur

compteur<-0
for(i in 1:nmolecule){
        for(j in 1:ncountry){
                if(result_LP_HOME_1vers0[i,j] != 0 ){
                        compteur<-compteur+1
                        Final_Results_averaged_impact_LP[1,5]<-
Final_Results_averaged_impact_LP[1,5]+result_LP_HOME_1vers0[i,j]
                      }
              }
}

Final_Results_averaged_impact_LP[1,5]<-
Final_Results_averaged_impact_LP[1,5]/compteur

#Final_Results_sd

compteur<-0
for(i in 1:nmolecule){
```

180

```
        for(j in 1:ncountry){
                if(result_LP_HOME_0vers1[i,j] != 0 ){
                        compteur<-compteur+1
                        Final_Results_sd_LP[1,2]<-
Final_Results_sd_LP[1,2]+(result_LP_HOME_0vers1[i,j]-
Final_Results_averaged_impact_LP[1,2])^2
                }
        }
}

Final_Results_sd_LP[1,2]<-Final_Results_sd_LP[1,2]/compteur

compteur<-0
for(i in 1:nmolecule){
        for(j in 1:ncountry){
                if(result_LP_HOME_1vers0[i,j] != 0 ){
                        compteur<-compteur+1
                        Final_Results_sd_LP[1,5]<-
Final_Results_sd_LP[1,5]+(result_LP_HOME_1vers0[i,j]-
Final_Results_averaged_impact_LP[1,5])^2
                }
        }
}

Final_Results_sd_LP[1,5]<-Final_Results_sd_LP[1,5]/compteur
#-----------------
#Variable DDD
#-----------------

#Final_Results_averaged_impact

compteur<-0
for(i in 1:nmolecule){
        for(j in 1:ncountry){
                if(result_LP_DDD_moins20pc[i,j] != 0 ){
                        compteur<-compteur+1
                        Final_Results_averaged_impact_LP[2,1]<-
Final_Results_averaged_impact_LP[2,1]+result_LP_DDD_moins20pc[i,j]
                }
        }
}

Final_Results_averaged_impact_LP[2,1]<-
Final_Results_averaged_impact_LP[2,1]/compteur

compteur<-0
for(i in 1:nmolecule){
        for(j in 1:ncountry){
                if(result_LP_DDD_moins10pc[i,j] != 0 ){
                        compteur<-compteur+1
                        Final_Results_averaged_impact_LP[2,3]<-
Final_Results_averaged_impact_LP[2,3]+result_LP_DDD_moins10pc[i,j]
                }
        }
}

Final_Results_averaged_impact_LP[2,3]<-
Final_Results_averaged_impact_LP[2,3]/compteur

compteur<-0
for(i in 1:nmolecule){
        for(j in 1:ncountry){
                if(result_LP_DDD_plus10pc[i,j] != 0 ){
```

```
                    compteur<-compteur+1
                    Final_Results_averaged_impact_LP[2,4]<-
Final_Results_averaged_impact_LP[2,4]+result_LP_DDD_plus10pc[i,j]
            }
        }
}

Final_Results_averaged_impact_LP[2,4]<-
Final_Results_averaged_impact_LP[2,4]/compteur

compteur<-0
for(i in 1:nmolecule){
        for(j in 1:ncountry){
                if(result_LP_DDD_plus20pc[i,j] != 0 ){
                    compteur<-compteur+1
                    Final_Results_averaged_impact_LP[2,6]<-
Final_Results_averaged_impact_LP[2,6]+result_LP_DDD_plus20pc[i,j]
            }
        }
}

Final_Results_averaged_impact_LP[2,6]<-
Final_Results_averaged_impact_LP[2,6]/compteur

#Final_Results_sd

compteur<-0
for(i in 1:nmolecule){
        for(j in 1:ncountry){
                if(result_LP_DDD_moins20pc[i,j] != 0 ){
                    compteur<-compteur+1
                    Final_Results_sd_LP[2,1]<-
Final_Results_sd_LP[2,1]+(result_LP_DDD_moins20pc[i,j]-
Final_Results_averaged_impact_LP[2,1])^2
            }
        }
}

Final_Results_sd_LP[2,1]<-Final_Results_sd_LP[2,1]/compteur
compteur<-0
for(i in 1:nmolecule){
        for(j in 1:ncountry){
                if(result_LP_DDD_moins10pc[i,j] != 0 ){
                    compteur<-compteur+1
                    Final_Results_sd_LP[2,3]<-
Final_Results_sd_LP[2,3]+(result_LP_DDD_moins10pc[i,j]-
Final_Results_averaged_impact_LP[2,3])^2
            }
        }
}

Final_Results_sd_LP[2,3]<-Final_Results_sd_LP[2,3]/compteur
compteur<-0
for(i in 1:nmolecule){
        for(j in 1:ncountry){
                if(result_LP_DDD_plus10pc[i,j] != 0 ){
                    compteur<-compteur+1
                    Final_Results_sd_LP[2,4]<-
Final_Results_sd_LP[2,4]+(result_LP_DDD_plus10pc[i,j]-
Final_Results_averaged_impact_LP[2,4])^2
            }
        }
```

```
}
Final_Results_sd_LP[2,4]<-Final_Results_sd_LP[2,4]/compteur

compteur<-0
for(i in 1:nmolecule){
      for(j in 1:ncountry){
            if(result_LP_DDD_plus20pc[i,j] != 0 ){
                  compteur<-compteur+1
                  Final_Results_sd_LP[2,6]<-
Final_Results_sd_LP[2,6]+(result_LP_DDD_plus20pc[i,j]-
Final_Results_averaged_impact_LP[2,6])^2
            }
      }
}

Final_Results_sd_LP[2,6]<-Final_Results_sd_LP[2,6]/compteur
#------------------
#Variable COMP
#------------------

#Final_Results_averaged_impact

compteur<-0
for(i in 1:nmolecule){
      for(j in 1:ncountry){
            if(result_LP_COMP_moins20pc[i,j] != 0 ){
                  compteur<-compteur+1
                  Final_Results_averaged_impact_LP[3,1]<-
Final_Results_averaged_impact_LP[3,1]+result_LP_COMP_moins20pc[i,j]
            }
      }
}

Final_Results_averaged_impact_LP[3,1]<-
Final_Results_averaged_impact_LP[3,1]/compteur

compteur<-0
for(i in 1:nmolecule){
      for(j in 1:ncountry){
            if(result_LP_COMP_moins10pc[i,j] != 0 ){
                  compteur<-compteur+1
                  Final_Results_averaged_impact_LP[3,3]<-
Final_Results_averaged_impact_LP[3,3]+result_LP_COMP_moins10pc[i,j]
            }
      }
}

Final_Results_averaged_impact_LP[3,3]<-
Final_Results_averaged_impact_LP[3,3]/compteur

compteur<-0
for(i in 1:nmolecule){
      for(j in 1:ncountry){
            if(result_LP_COMP_plus10pc[i,j] != 0 ){
                  compteur<-compteur+1
                  Final_Results_averaged_impact_LP[3,4]<-
Final_Results_averaged_impact_LP[3,4]+result_LP_COMP_plus10pc[i,j]
            }
      }
}
Final_Results_averaged_impact_LP[3,4]<-
Final_Results_averaged_impact_LP[3,4]/compteur
```

```
compteur<-0
for(i in 1:nmolecule){
      for(j in 1:ncountry){
             if(result_LP_COMP_plus20pc[i,j] != 0 ){
                   compteur<-compteur+1
                   Final_Results_averaged_impact_LP[3,6]<-
Final_Results_averaged_impact_LP[3,6]+result_LP_COMP_plus20pc[i,j]
             }
      }
}

Final_Results_averaged_impact_LP[3,6]<-
Final_Results_averaged_impact_LP[3,6]/compteur

#Final_Results_sd

compteur<-0
for(i in 1:nmolecule){
      for(j in 1:ncountry){
             if(result_LP_COMP_moins20pc[i,j] != 0 ){
                   compteur<-compteur+1
                   Final_Results_sd_LP[3,1]<-
Final_Results_sd_LP[3,1]+(result_LP_COMP_moins20pc[i,j]-
Final_Results_averaged_impact_LP[3,1])^2
             }
      }
}

Final_Results_sd_LP[3,1]<-Final_Results_sd_LP[3,1]/compteur

compteur<-0
for(i in 1:nmolecule){
      for(j in 1:ncountry){
             if(result_LP_COMP_moins10pc[i,j] != 0 ){
                   compteur<-compteur+1
                   Final_Results_sd_LP[3,3]<-
Final_Results_sd_LP[3,3]+(result_LP_COMP_moins10pc[i,j]-
Final_Results_averaged_impact_LP[3,3])^2
             }
      }
}

Final_Results_sd_LP[3,3]<-Final_Results_sd_LP[3,3]/compteur

compteur<-0
for(i in 1:nmolecule){
      for(j in 1:ncountry){
             if(result_LP_COMP_plus10pc[i,j] != 0 ){
                   compteur<-compteur+1
                   Final_Results_sd_LP[3,4]<-
Final_Results_sd_LP[3,4]+(result_LP_COMP_plus10pc[i,j]-
Final_Results_averaged_impact_LP[3,4])^2
             }
      }
}

Final_Results_sd_LP[3,4]<-Final_Results_sd_LP[3,4]/compteur

compteur<-0
for(i in 1:nmolecule){
      for(j in 1:ncountry){
             if(result_LP_COMP_plus20pc[i,j] != 0 ){
                   compteur<-compteur+1
```

```
                     Final_Results_sd_LP[3,6]<-
Final_Results_sd_LP[3,6]+(result_LP_COMP_plus20pc[i,j]-
Final_Results_averaged_impact_LP[3,6])^2
                }
        }
}


Final_Results_sd_LP[3,6]<-Final_Results_sd_LP[3,6]/compteur

#-----------------
#Variable POP
#-----------------

#Final_Results_averaged_impact

compteur<-0
for(i in 1:nmolecule){
        for(j in 1:ncountry){
                if(result_LP_POP_moins20pc[i,j] != 0 ){
                        compteur<-compteur+1
                        Final_Results_averaged_impact_LP[4,1]<-
Final_Results_averaged_impact_LP[4,1]+result_LP_POP_moins20pc[i,j]
                }
        }
}

Final_Results_averaged_impact_LP[4,1]<-
Final_Results_averaged_impact_LP[4,1]/compteur

compteur<-0
for(i in 1:nmolecule){
        for(j in 1:ncountry){
                if(result_LP_POP_moins10pc[i,j] != 0 ){
                        compteur<-compteur+1
                        Final_Results_averaged_impact_LP[4,3]<-
Final_Results_averaged_impact_LP[4,3]+result_LP_POP_moins10pc[i,j]
                }
        }
}

Final_Results_averaged_impact_LP[4,3]<-
Final_Results_averaged_impact_LP[4,3]/compteur

compteur<-0
for(i in 1:nmolecule){
        for(j in 1:ncountry){
                if(result_LP_POP_plus10pc[i,j] != 0 ){
                        compteur<-compteur+1
                        Final_Results_averaged_impact_LP[4,4]<-
Final_Results_averaged_impact_LP[4,4]+result_LP_POP_plus10pc[i,j]
                }
        }
}

Final_Results_averaged_impact_LP[4,4]<-
Final_Results_averaged_impact_LP[4,4]/compteur

compteur<-0
for(i in 1:nmolecule){
        for(j in 1:ncountry){
                if(result_LP_POP_plus20pc[i,j] != 0 ){
                        compteur<-compteur+1
                        Final_Results_averaged_impact_LP[4,6]<-
Final_Results_averaged_impact_LP[4,6]+result_LP_POP_plus20pc[i,j]
```

```
                    }
            }
}

Final_Results_averaged_impact_LP[4,6]<-
Final_Results_averaged_impact_LP[4,6]/compteur

#Final_Results_sd

compteur<-0
for(i in 1:nmolecule){
        for(j in 1:ncountry){
                if(result_LP_POP_moins20pc[i,j] != 0 ){
                        compteur<-compteur+1
                        Final_Results_sd_LP[4,1]<-
Final_Results_sd_LP[4,1]+(result_LP_POP_moins20pc[i,j]-
Final_Results_averaged_impact_LP[4,1])^2
                }
        }
}

Final_Results_sd_LP[4,1]<-Final_Results_sd_LP[4,1]/compteur
compteur<-0
for(i in 1:nmolecule){
        for(j in 1:ncountry){
                if(result_LP_POP_moins10pc[i,j] != 0 ){
                        compteur<-compteur+1
                        Final_Results_sd_LP[4,3]<-
Final_Results_sd_LP[3,3]+(result_LP_POP_moins10pc[i,j]-
Final_Results_averaged_impact_LP[4,3])^2
                }
        }
}

Final_Results_sd_LP[4,3]<-Final_Results_sd_LP[4,3]/compteur

compteur<-0
for(i in 1:nmolecule){
        for(j in 1:ncountry){
                if(result_LP_POP_plus10pc[i,j] != 0 ){
                        compteur<-compteur+1
                        Final_Results_sd_LP[4,4]<-
Final_Results_sd_LP[4,4]+(result_LP_POP_plus10pc[i,j]-
Final_Results_averaged_impact_LP[4,4])^2
                }
        }
}

Final_Results_sd_LP[4,4]<-Final_Results_sd_LP[4,4]/compteur
compteur<-0
for(i in 1:nmolecule){
        for(j in 1:ncountry){
                if(result_LP_POP_plus20pc[i,j] != 0 ){
                        compteur<-compteur+1
                        Final_Results_sd_LP[4,6]<-
Final_Results_sd_LP[4,6]+(result_LP_POP_plus20pc[i,j]-
Final_Results_averaged_impact_LP[4,6])^2
                }
        }
}


Final_Results_sd_LP[4,6]<-Final_Results_sd_LP[4,6]/compteur
```

```
#afficher les résultats - moyenne
Final_Results_averaged_impact_LP
Final_Results_averaged_impact_LW

#afficher les résultats - sd
Final_Results_sd_LW
Final_Results_sd_LP
```

REFERENCES BIBLIOGRAPHIQUES

- **Allegra (2003).** Chronic venous insufficiency : the effects of healthcare reforms on the cost of treatment and hospitalisation, an Italian perspective. *Current Medical Research and Opinion.* 19(8), 761-9

- **ANSM. (2012).** *Analyse des ventes de médicament en France en 2011.* http://ansm.sante.fr/var/ansm_site/storage/original/application/0e689f733291d5ddbb0 9f0cccf93e438.pdf, consulté le 16 décembre 2012.

- **Béatrice Majnoni d'Intignano (2013).** Santé et Economie en Europe - Edition "Que sais-je ?"

- **Berndt, E. L. Bui, D. Lucking-Reily and G. Urban (1997).** The Roles of Marketing, Product Quality and Price Competition in the Growth and Composition of the US Anti-Ulcer Drug Industry, chapter 7 in Timothy F. Bresnahan and Robert J. Gordon. *The Economics of New Goods, Studies in Income and Wealth, Volume 58, Chicago: University of Chicago Press for the National Bureau of Economic Research, 277-322.*

- **Borrell, J. R. (1999).** Pharmaceutical price regulation: A study on the impact of the rate-of-return regulation in the UK. *PharmacoEconomics, 15(3), 291–303.*

- **Carpenter, D. (2003).** The Political Economy of FDA Drug Approval: Processing, Politics and Policy Effects. *Mimeo, Harvard University, Cambridge, MA.*

- **Chandy, R. K., & Tellis, G. J. (1998).** Organizing for radical product innovation: The over- looked role of willingness to cannibalize. *Journal of Marketing Research, 35(4), 474–487.*

- **Charles Harboun (2000).** Le marketing pharmaceutique - Edition "Eska".

- **Charles, River Associates (2013).** L'impact international de la réglementation suisse sur les médicaments. *[Etude mandatée par Interpharma et Novartis]*

- **Comanor, W. S., & Schweitzer, S. O. (2007).** Determinants of drug prices and

188

expenditures. *Managerial and Decision Economics, 28(4–5), 357–370.*

• **Cour des comptes. (2011).** La maîtrise des dépenses de médicaments [Rapport]

• **Danzon, P. and L. Chao (2000a).** Cross-National Price Differences for Pharmaceuticals: How Large, and Why ? *Journal of Health Economics, 19, 159-195.*

• **Danzon, P. and L. Chao (2000b).** Does Regulation Drive Out Competition in Pharmaceutical Markets ? *Journal of Law and Economics, 43, 311-357.*

• **Danzon, P., Y. R. Wang and L. Wang (2005).** The Impact of Price Regulation on the Launch Delay of New Drugs. *Health Economics, 14(3), 269-292.*

• **Danzon, P. M., & Furukawa, M. F. (2003).** Prices and availability of pharmaceuticals: Evidence from nine countries. *Health Affairs, 22(6), 521–536.*

• **Danzon, P. M., & Ketcham, J. (2003).** Reference pricing of pharmaceuticals for Medicare. Evidence from Germany, the Netherlands and New Zealand. *NBER, Cambridge, MA: NBER Working paper 10007.*

• **Dean, J. (1969).** Pricing Pioneering Products. *Journal of Industrial Economics. 17, 165-179*

• **Dickson, M., Hurst, J., & Jacobzone, S. (2003).** Survey of pharmaco-economic assessment activity in eleven countries. *OECD, Paris, France: OECD Health Working paper.*

• **Djankov, S., R. La Porta, F. Lopez-de-Silanes, and A. Shleifer (2002).** The Regulation of Entry. *Quarterly Journal of Economics, 117(1), 1–38.*

• **Dranove, D. and D. Meltzer (1994).** Do Important Drugs Reach the Market Sooner ? *RAND Journal of Economics 25(3), 402-423.*

• **Dukes, M. N. G., Haaijer-Ruskamp, F. M., de Jonckheere, C. P., & Rietveld, A. H. (2003).** Drugs and money. Prices, affordability and cost containment. *Amsterdam : IOS Press.*

- **DREES.** **(2012).** *Comptes   nationaux   de   la   santé   (2012).* http://www.drees.sante.gouv.fr/comptes-nationaux-de-la-sante-2012,11188.html, consulté le 13 février 2014.

- **Ecosanté.fr. (2013).** Base de données en Licence Ouverte regroupant des informations de l'IRDES et de la DREES.

- **Ekelund, M., & Persson, B. (2003).** Pharmaceutical pricing in a regulated market. *The review of Economics and Statistics, 85(2), 298-306*

- **Emmanuelle Le Nagard-Assayag, Thierry Lardinoit (2010).** Principes de marketing 10e édition - Edition "Pearson".

- **FDA. (2012).** New Molecular Entity Approvals [Rapport]

- **Giaccotto, C., Santerre, R. E., & Vernon, J. A. (2005).** Drug prices and research and development investment behavior in the pharmaceutical industry. *Journal of Law and Economics, 48(1), 195–214.*

- **Grabowski, H. G., & Kyle, M. K. (2007).** Generic competition and market exclusivity periods in pharmaceuticals. *Managerial and Decision Economics, 28(4–5), 491–502.*

- **Gregson, N., Sparrowhawk, K., Mauskopf, J., & Paul, J. (2005).** Pricing medicines: Theory and practice, challenges and opportunities. *Nature Reviews, 4, 121–130.*

- **Gür A. O., Topaler B. (2010).** How removing prescription drugs from reimbursement lists increases the pharmaceutical expenditures for alternatives. *European Journal of Health Economics.* Aug 18.

- **HAS.** **(2013).** *Rapport   annuel   d'activité   2012.* http://www.has-sante.fr/portail/jcms/c_1267546/fr/rapport-annuel-d-activite-2012, consulté le 3 mai 2013.

- **Hofstede, G. (1980).** Culture's consequences: International differences in work-related values. *Beverly Hills, CA: Sage.*

- **Hofstede, G. (2001).** Culture's consequences: Comparing values, behaviors, institutions, and organizations across nations *(2nd ed.). Thousand Oaks, CA: Sage Publications.*

- **Hunter, D. (2005).** Guaranteed future pain and suffering: The recent research on drug price controls. *WebMemo No. 908.*

- **IMS HEALTH. (2013).** http://www.marketing-sante-guide.fr/wp-content/uploads/redac-sante2012.pdf, consulté le 2 juin 2013.

- **Institute for Policy Studies. (2011).** *America Loses : Corporations that Take "Tax Holidays" Slash Jobs.* http://www.ips-dc.org/corporations_that_take_tax_holidays_slash_jobs, consulté le 2 novembre 2013.

- **Jean-Jacques Lambin. (2012).** Marketing stratégique et opérationnel 8e édition - Edition "Dunod".

- **Jacobzone, S. (2000).** *Pharmaceutical policies in OECD countries : Reconciling social and industrial goals.* OECD Labout Market and Social Policy - Occasional papers 40. Paris, France : OECD

- **Kalish, S., Mahajan, V., & Muller, E. (1995).** Waterfall and sprinkler new-product strategy in competitive global markets. International Journal of Research in Marketing. 12(2), 105-119.

- **Kyle, M. K. (2006).** The role of firlm characteristics in pharmaceutical product launches. *The RAND Journal of Economics,* 72(3), 602-618

- **Kyle, M. K. (2007).** Pharmaceutical price controls and entry strategy. *The review of Economics and Statistics, 89(1), 88-99.*

- **LEEM.** *Charte de la visite médicale.* http://www.leem.org/article/charte-de-visite-medicale, consulté le 8 juin 2013.

- **Lu, Z. J., & Comanor, W. S. (1998).** Strategic pricing of new pharmaceutical. *The review of Economics and Statistics, 80(1), 108-118.*

- **Marketing Communication Santé (2012).** *La pharma face à ses transitions.* http://www.marketing-sante-guide.fr/wp-content/uploads/redac-sante2012.pdf, consulté le 15 avril 2013.

• **McAlister, L., Bazerman, M. H., & Fader, P. (1986).** Power and goal-setting in channel negotiations. *Journal of Marketing Research, 23(3), 228–236.*

• **MeissnerB., Dickson M., Shinogle J., Reeder C.E., Belazi D., Senevirante V. (2006).** Drug and medical cost effects of a drug formulary change with therapeutic interchange for statin drugs in a multistate managed Medicaid organization. *Journal of Managed Care Pharmacy.* 12(4), 331-40.

• **Mossialos, E., Mrazek, M., & Walley, T. (2004).** Regulating pharmaceuticals in Europe: Striving for efficiency, equity and quality. *Berkshire, England: Open University Press for the World Health Organization on behalf of the European Observatory on Health Systems and Policies.*

• **OCDE.** *Base de données de l'OCDE sur la santé 2013.* http://www.oecd.org/fr/els/systemes-sante/Note-Information-FRANCE-2013.pdf, consulté le 12 novembre 2013.

• **Pichetti et al. (2011).** Le déremboursement des médicaments en France entre 2002 et 2011 : éléments d'évaluation. *Publication IRDES.*

• **Rapp, R. T., & Lloyd, A. (1994).** "Civilized" pharmaceutical price regulations: Can the US have it too? *Regulation, 17(2), 72–82.*

• **Reekie, W. D (1977).** Pricing New Pharmaceutical Products. *London, Croom Helm*

• **Reekie, W. D. (1978).** Price and Quality Competition in the united States Drug Industry. *Journal of Industrial Economics. 26, 223-237*

• **Ridley, D. B. (2007).** International price comparisons for novel and follow-on drugs. *Value in Health, 10(6), 510–511.*

• **Schlamensee, R. (1982).** Product Differentiation Advantages of Pioneering Brands. *American Economic Review. 72, 349-365*

• **Shankar, V., Carpenter, G. S., & Krishnamurthi, L. (1998).** Late mover advantage:

How innovative late entrants outsell pioneers. *Journal of Marketing Research, 35(1), 54–70.*

- **Shankar, V., Carpenter, G. S., & Krishnamurthi, L. (1999).** The advantages of entry in the growth stage of the product life cycle: An empirical analysis. *Journal of Marketing Research, 36(2), 269–276.*

- **Stern (1996).** Cetuximab in non-small-cell lung cancer - *Transl Lung Cancer Res* (2012) ; **1(1):** 54-60

- **Stern, S. (1996).** Market Definition and the Returns to Innovation: Substitution Patterns in Pharmaceutical Markets. *MIT POPI Working Paper.*

- **Stremersch, S., & Lemmens, A. (2009).** Sales growth of new pharmaceuticals across the globe : The role of regulatory regimes. *Marketing Science, 28(4), 690-718.*

- **Stremersch, S., & Van Dyck, W. (2009).** Marketing of the life sciences: A new framework and research agenda for a nascent field. *The Journal of Marketing, 73(4), 4–30.*

- **Thomas, L.G. (1994).** Implicit Industrial Policy: The Triumph of Britain and the Failure of France in Global Pharmaceuticals. *Industrial and Corporate Change, 2(3), 451-489.*

- **Verniers, I., Stremersch, S., Croux, C. (2011).** The global entry of new pharmaceuticals: A joint investigation of launch window and price. *International Journal of Research in Marketing 28, 295–308*

- **Weston, J. F., (1979).** Pricing in the Pharmaceutical Industry *Issues in Pharmaceutical Economics. D. C. Health, 71-95*

- **Weston, J. F., (1982).** A Survey of the Economics of the Pharmaceutical Industry with Emphasis on Economics Factors in Price Differentials. *The Effectiveness of Medicines in Containgin Dental Care Costs : Impact of Innovation, Regulation and Quality. D. C. National Pharmaceutical Council Health, 29-46*

- **Wuyts, S., Dutta, S., & Stremersch, S. (2004).** Portfolios of interfirm agreements in technology-intensive markets: Consequences for innovation and profitability. *The Journal of Marketing, 68(2), 88–100.*

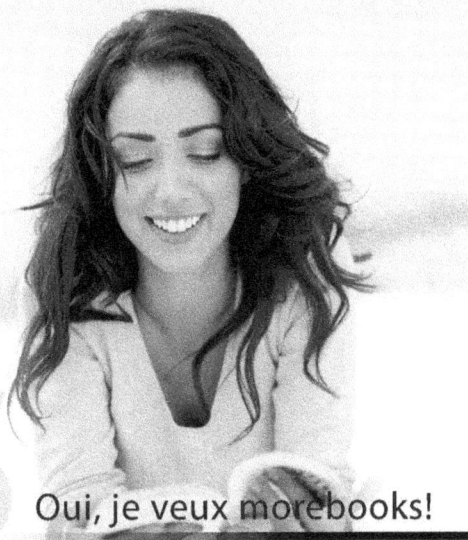

www.ingramcontent.com/pod-product-compliance
Lightning Source LLC
Chambersburg PA
CBHW021046210326
41598CB00016B/1110